主编 杨谋 陈祖琨 杨龄

老年人

中医养生

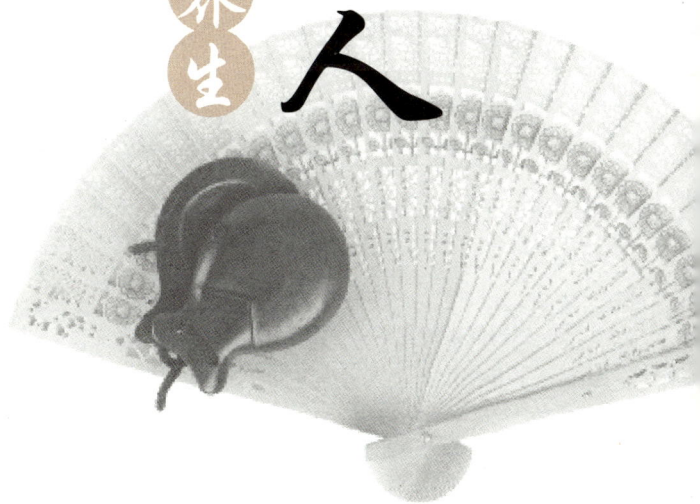

中国健康传媒集团 ·北京
中国医药科技出版社

内容简介

本书是运用中医学的养生理念、知识和方法，为老年人增强体质、预防疾病、延年益寿提供有益指导的书籍。本书分为基础篇、方法篇、应用篇、经典篇四部分。

基础篇主要概述我国人口老龄化的现状及发展趋势、老年人的生理病理特点及中医养生学发展历史、原则；方法篇分述调神养生、起居养生、运动养生、饮食养生、艾灸推拿养生等常见的中医养生方法；应用篇从体质养生、因时养生、因地养生来阐述如何运用中医养生方法调节身体和心理状态；经典篇引用《黄帝内经》中的部分养生篇章，让读者更好地理解养生的真谛，并将其应用于日常生活中，以维护身体健康和延长寿命。

本书不仅是一本内涵丰富的学术著作，更是一本指导读者如何将中医养生知识转化为实践的实用指南。对于学术研究、中医科普、个人养生，本书都具有极高的参考价值。

图书在版编目（CIP）数据

老年人中医养生 / 杨谋，陈祖琨，杨龄主编．
北京：中国医药科技出版社，2025.9. -- ISBN 978-7
-5214-5383-6

I . R161.7

中国国家版本馆 CIP 数据核字第 20257W8N75 号

美术编辑　陈君杞
版式设计　南博文化

出版　**中国健康传媒集团** | 中国医药科技出版社
地址　北京市海淀区文慧园北路甲 22 号
邮编　100082
电话　发行：010-62227427　邮购：010-62236938
网址　www.cmstp.com
规格　880 × 1230mm $\frac{1}{32}$
印张　4 $\frac{7}{8}$
字数　125 千字
版次　2025 年 9 月第 1 版
印次　2025 年 9 月第 1 次印刷
印刷　北京盛通印刷股份有限公司
经销　全国各地新华书店
书号　ISBN 978-7-5214-5383-6
定价　**49.00 元**

获取新书信息、投稿、为图书纠错，请扫码联系我们。

编委会

联合国发布的《2024年世界人口展望》报告指出，到21世纪70年代末，65岁及以上的人口数量预计将超过18岁以下的人口数量。联合国经济和社会事务部的最新统计和预测也显示，全球65岁以上老年人在总人口中的占比可能由2000年的6.8%上升至2040年的14.3%，步入中度老龄化阶段；2050年可能上升到16.3%，21世纪下半叶中后期可能达21%，步入重度老龄化阶段。《2023年度国家老龄事业发展公报》显示，截至2023年末，全国60周岁及以上老年人口29 697万人，占总人口的21.1%；全国65周岁及以上老年人口21 676万人，占总人口的15.4%。老龄化带来社会保障、劳动力市场、家庭养老等多方面挑战，需政策调整、经济发展、人才培养等措施应对，同时关注老年人身心健康，推动适老化改造。如何保持健康、延缓衰老、提升生活质量，已成为老年人关注的重要问题，老年人群的健康管理成为社会共同关注的焦点。

保健养生、延年益寿已成为老年人的高品质追求。老年人的健康不仅关乎个人和家庭的幸福，也关乎社会的和谐与稳定。我们要重视老年人健康问题，采取积极的措施，帮助老年人保持身心健康，提高生活质量，享受幸福晚年。

中医对于健康养生的认识源于先秦以前，经过长时间的实践，反复的思考与总结，已形成了一套完整丰富的理论体系。中医养生，是在中医理论的指导下，运用中医传统方法增强体质、预防疾病，从而达到延年益寿的方法。本书分为基础篇、方法篇、应用篇、经典篇四部分。基础篇主要概述我国人口老龄化的现状及发展趋势、老年人的生理病理特点及中医养生发展历史、原则；方法篇分述调神养生、起居养生、运动养生、饮食养生、艾灸推拿养生等常见的中医养生方法；应用篇从体质养生、因时养生、因地养生来阐述如何运用中医养生方法调节身体和心理状态；经典篇引用《黄帝内经》中的养生篇章，让读者更好地理解养生的真谛，并将其应用于日常生活中，以维护身体健康和延长寿命。期望本书能为老年人了解中养生理念，熟悉中医养生基本原则和常用方法，保持身心健康，提供一些帮助。

本书编者为：云南中医药大学陈祖琨、杨龄、李曼娜、王艺、戴梦璘、廖加抱，云南省老干部医院杨谋、吕晓莉、何张国、张洵、邬慧敏，昆明医科大学第一附属医院余咏梅、邰先艳、王睿、朱燕妮，云南省中医中药研究所宋泽远，昆明市中医医院刘源，红河州中医医院王世娇、徐绍钦，昆明市五华区龙翔街道社区卫生服务中心李莎，云南佳全科技有限公司李雪冬。

本书在收录整理及编写过程中，得到了相关领导、专家及同仁的大力支持与帮助，在此代表全体课题组成员和本书编辑委员会成员表示衷心的感谢！本书在编写中难免有疏漏之处，恳请读者给予批评指正。

编者

2025年5月

目录

应用篇

经典篇

基础篇

第 一 章
中国人口老龄化的现状及发展趋势

　　国际上通常采用65岁及以上老年人口占总人口的比重来界定人口老龄化的进程，进入老龄化的标准为7%，60岁及以上人口比例超过20%或65岁及以上人口比例超过14%时，进入"中度老龄化"社会。中国第七次人口普查结果显示，以2020年11月1日零时为准，中国60岁及以上人口为2.64亿，占比达到18.7%，65岁及以上人口1.91亿，占比为13.5%，与上个十年相比，分别提高了2.51和2.72个百分点。《中国统计年鉴2024》显示，2023年，中国65岁及以上人口数已经达到21 676万人，中国65岁及以上人口占比达到了总人口的15.4%，老年抚养比为22.5%。此外，据《2023年度国家老龄事业发展公报》，截至2023年末，中国60周岁及以上老年人口29 697万人，占总人口的21.1%。这标志着，中国已经正式步入"中度老龄化"社会。

　　中国人口老龄化具有人口老龄化速度快、水平高，老年抚养比不断上升的趋势。从2000年开始进入老龄化社会（2000年65岁及以上的老年人口占比为7.15%）到2030年中国将迈入超级老龄化社会，只用30年；德国从1950年进入老龄化到2010年（2010年65岁及以上老年人口占比21%）进入超级老龄化用了60年；英国从1950年进入老龄化社会预计到2025年（2025年预计65岁及以上老年人口占比20.2%）进入超级老龄化，用75年；美国需要85年（1950—2035）。可见中国人口老龄化的速度之快。人口年龄中位数通常被用来衡量一个国家的人口老龄化程度。2015年中国人口年龄中位数为37岁（一半的中国人年龄小于37岁，另一半的大于37岁），小于德国的46.2岁和日本的46.5岁，而预计到2050年中国人口年龄中位数高达49.6岁，此时英、美等国家才40岁出头。2050年预计65岁及以上老年人口比例达27.14%，比世界平均水平16.0%高出11.14%，比发展中国家14.6%高出12.54%，比发达国家总体水平26.2%高0.94%，仅低于日本37.8%等老龄化水平高的国家，跻身世界老龄化最高水平之列，可见中国人口老龄化水平之高。2011—2015年中国老年抚养比缓慢上升，2015—2025年老年人口抚养比上升幅度较大，据预测2050年将达到27.9%，老年人口负担越来越重。2020年中国的失能老人达4200万人，80岁以上的高龄老人达2 900万人，空巢和独居老年人达1.18亿。计划生育的政策下，80后、90后平均一对夫妻要赡养两对父母，供养老年人不仅需要物质的支持而且需要关注老人的内心世界，这对于80后、90后形成巨大压力。由此可见，人口老龄化是社会发展的重要趋势，是今后较长一段时期中国的基本国情，也是中国迈向现代化国家必须面对的重大课题。

造成人口老龄化的原因主要有以下几个方面：第一，人民物质文化生活的提高及医疗事业的发展，提高了人均寿命；第二，适龄人群思想观念的转变，晚婚晚育甚至丁克家庭的出现使生育率下降。尽管人口寿命延长，但长寿并不能充分反映健康。目前中国家老年人群体中60%~70%有慢性病史，并且常常有多种疾病并发，这极大降低了老年人群的生活质量。同时，老年人的心理状况也令人担忧。由于精神文化生活较为单调，娱乐场所缺乏，老年人群的幸福感不高。

党的二十大报告指出："实施积极应对人口老龄化国家战略，发展养老事业和养老产业，优化孤寡老人服务，推动实现全体老年人享有基本养老服务。"本书旨在将中医养生学与老年人群相结合，鼓励帮助老年人群建立正确的运动观念、优化饮食习惯、提高精神境界，提高老年人群的身体素质，增强老年人群的幸福感，减轻国家养老医疗压力，为国家应对人口老龄化提供绵薄之力。需要明确的是，生长壮老已是生命的必然过程，衰老和死亡也是任何人都无法避免的终极归宿。养生的目的不是为了追求长生不老，而是让"老已"的进程放慢一些、过程平缓一些，以达到"终其天年，度百岁乃去"。

第 二 章
老年人的生理病理特点

第一节　老年人的生理特点

《素问·上古天真论》曰："女子七岁，肾气盛，齿更发长；二七而天癸至，任脉通，太冲脉盛，月事以时下，故有子；三七，肾气平均，故真牙生而长极；四七，筋骨坚，发长极，身体盛壮；五七，阳明脉衰，面始焦，发始堕；六七，三阳脉衰于上，面皆焦，发始白；七七，任脉虚，太冲脉衰少，天癸竭，地道不通，故形坏而无子也。丈夫八岁，肾气实，发长齿更；二八，肾气盛，天癸至，精气溢泻，阴阳和，故能有子；三八，肾气平均，筋骨劲强，故真牙生而长极；四八，筋骨隆盛，肌肉满壮；五八，肾气衰，发堕齿槁；六八，阳气衰竭于上，面焦，发鬓颁白；七八，肝气衰，筋不能动，天癸竭，精少，肾脏衰，形体皆极；八八，则齿发去。肾者主水，受五脏六府之精而藏之，故五脏盛，乃能泻。今五脏皆衰，筋骨解堕，天癸尽矣。故发鬓白，身体重，行步不正，而无子耳。"《黄帝内经》将生命规律概括为"生、长、壮、老、已"五个阶段，即人的生命会经历出生、成长、壮盛、衰老和死亡。人体生长发育与生殖衰老的规律，女性以7年、男性以8年为一个阶段，随着肾气逐渐由充盛到衰弱，身体在不同阶段会有不同变化，衰老随增龄而必然发生。导致衰老的原因主要有：随增龄而发生肾气虚衰，五脏虚衰，冲任、阳明、三阳等经脉虚衰，以及血气懈惰等。可见，步入衰老阶段的老年人主要具有精血亏虚、脏腑失养，阳气衰退、阴精亏耗，髓海不足、心神失养等生理特点。

一、精血亏虚，脏腑失养

人体之精有广义和狭义之分，广义之精包括气、血、津液等人体一切精微物质；狭义之精专指生殖之精。人体之精又分为先天之精和后天之精，先天之精禀受于父母，强弱在出生之时已经决定，在后天的生活当中只会消耗无法生成；后天之精来自于自然界吸入的清气及饮食物中摄取的营养。人体之精具有繁衍、推动人体生长发育、濡养脏腑、濡养形体官窍、化生气血、化神等作用。随着岁月的侵蚀，老年人体的精血耗伤积微成损，积损成衰，以至于精血亏虚，从而导致生殖功能减退甚至丧失、脏腑失养等情况的出现。

二、阳气衰退，阴精亏耗

肾阳为脏腑阳气之本，"五脏之阳气，非此不能发"，推动和激发脏腑的各种功能，温煦全身脏腑形体官窍。肾阴为脏腑阴液之本，"五脏之阴，非此不能滋"，宁静和抑制脏腑的各种功能，滋润全身脏腑形体官窍。故肾的盛衰直接影响人体功能的强弱，关系到衰老的速度。肾气充足则精力充沛、强健有力、气血畅通、延缓衰老；肾精盈余则头发浓密、牙齿坚固、骨骼强健、气血旺盛、精神饱满、寿命延长。随着年龄的增长，阳气衰退，阴精亏耗则见畏寒怕冷、夜尿频数、腰膝酸软、头晕耳鸣、精神不振；四肢无力、失眠多梦、形体消瘦、盗汗烦热等症状。

三、髓海不足，心神失养

神是生命的主宰，对人体生命活动具有重要的调节作用，人体各器官脏腑、经络气血等都需要在神的统帅下才能正常发挥作用。此外神也是人体精神活动的主宰，神气足则意识清晰、思维敏捷、情绪稳定，神的功能异常则见神疲健忘、思维迟钝、情志异常等情况。老年人群由于神气减退衰老，髓海空虚，脑失滋养而萎缩，失眠健忘、反应迟缓等为常见现象，若受到较大的打击或刺激极易产生严重的心理问题。因此老年人应学会对社会角色转变的自我调节，培养兴趣爱好，转移注意力，建立新的社会交往。子女应多关心老年人的情感变化，让其感受到更多的家庭关怀和温暖。只有从心理上关爱老年人，多聆听、多陪伴，让他们感觉到被需要、被爱，才能真正促进老年人的身心健康。

第二节　老年人的病理特点

一、脏腑渐衰，以虚为本

老年人脏腑功能日渐衰退，其根本病理特点为"以虚为本"。《黄帝内经》有云："女子七岁，肾气盛……五七，阳明脉衰，面始焦，发始堕；六七，三阳脉衰于上，面皆焦，发始白……丈夫八岁，肾气实……五八，肾气衰，发堕齿槁……"明确指出人体随年龄增长，脏腑精气逐渐亏损。

肾为先天之本，主藏精纳气，肾精亏虚是老年人常见病理变化。肾精不足，不能化气，可使气亦虚，形成气阴两虚证，若气虚重而见寒象，则成阴阳两虚证。临床上，老年人常出现腰膝酸软、头晕耳鸣、记忆力减退、阳痿遗精、两便失禁等症状，均为肾虚之象。

脾胃为后天之本，气血生化之源，老年人脾气日衰，消化吸收功能减弱，运化无力，易导致食欲不振、腹胀便溏、四肢乏力等。脾虚不运，水谷不化，气血生化乏源，可进一步加重其他脏腑的虚损。

肝主疏泄，肝血不足或肝气郁结在老年人中较为常见。肝血不足，不能濡养筋脉，可出现筋脉拘挛、动作迟缓、眩晕、眼目干涩、视物昏花等症状；肝气郁结，则可引发情志不畅、胁肋胀痛、失眠等问题。

二、气血虚损，阴阳失衡

随着年龄的增长，老年人气血和阴阳逐渐匮乏，导致虚弱、失衡的状态。《素问·阴阳应象大论》云："年四十，而阴气自半也，起居衰矣；年五十，体重，耳目不聪明矣；年六十，阴痿，气大衰，九窍不利，下虚上实，涕泣俱出矣。"

气血虚损方面，气虚则脏腑功能减退，机体抗病能力下降，易出现神疲乏力、少气懒言、自汗、易于感冒等症状；血虚则不能濡养脏腑经络、形体官窍，可出现面色苍白或萎黄、头晕眼花、心悸失眠、手足麻木等症状。

阴阳失衡方面，老年人阴阳水平偏低，且这种平衡易遭破坏而发病。阴虚则生内热，可出现低热、盗汗、咽干、心烦、失眠、头晕、便秘等症状；阳虚则生内寒，可出现畏寒、四肢不温、面色㿠白、精神萎靡、大便溏泄、小便清长等症状。

三、因虚致实，虚实夹杂

老年人脏腑功能不足，正气虚弱，易与外邪相持，形成虚实夹杂的病理状态。一方面，正气虚衰，无力驱邪外出，使邪气留滞体内，形成实邪；另一方面，实邪内蕴，又可进一步损伤正气，加重虚损。

例如，老年人肺气虚损，卫外不固，易感受外邪，导致咳嗽、喘息等症状。若外邪久羁不去，可化热生痰，形成痰热壅肺之实证，出现咳嗽、咳痰黄稠、发热等症状。此时，患者既有肺气虚损之虚证，又有痰热壅肺之实证，呈现虚实夹杂的病理特点。

又如，老年人脾胃虚弱，运化无力，易导致水湿内停，形成痰饮之邪。痰饮内蕴，可阻滞气机，影响气血运行，进而出现脘腹胀满、疼痛、恶心呕吐等症状。同时，痰饮又可郁而化热，形成痰热互结之证，使病情更加复杂。

四、正虚邪实，易生传变

老年人正气虚弱，抗病能力弱，病情容易发生变化，正虚邪实增加了疾病的复杂程度。《素问·评热病论》云："邪之所凑，其气必虚。"老年人脏腑功能衰退，气血阴阳失衡，一旦感受外邪或内伤七情、饮食不节等，易导致疾病的发生和发展。

由于老年人五脏六腑虚弱之处极易累及而患病，且正虚，一旦病后又很难好转，即一处有病而处处皆病，周身脏腑、气血、阴阳失调，虚实夹杂，寒热交错，甚至出现几个脏腑的病变，形成错综复杂的病情。例如，老年人患外感温病，由于真元亏损，邪气容易从卫分不经气分而直接传入营血，蒙蔽心包，以致病人在发病不久就神志昏迷，出现病情突变的情况。

五、多痰、多瘀、多风

痰、瘀、风是使老年病病机复杂多变的重要原因，也是老年病虚实夹杂的病机变化中的重要方面。

老年人脏腑功能减退，尤其肾虚脾虚，使水液代谢障碍，水湿停留而成痰饮。痰饮内蕴，可阻碍气血运行，导致气滞血瘀；反之，血瘀则水渗脉外，又可聚水聚湿而成痰饮，形成痰瘀互结的病理状态。临床上，老年人常出现眩晕、痰壅气急、肢体麻木或哮喘、肥胖、舌苔腻垢等痰邪所致的症状，以及固定部位的疼痛，如胸胁痛、脘腹痛、头痛、肩周关节凝痛等，以及出血紫暗，唇舌紫暗或有瘀点、瘀斑等瘀血所致的症状。

老年人痰浊、瘀血及外感等，皆易化热，热盛风动，加上老年人肾虚肝旺易化风扰脑，故老年病多见风证。风邪为病，可出现口眼歪斜、半身不遂、抽搐、突然起病、震颤、麻木等症状。

总之，中医学认为，老年人的病理特点主要表现为脏腑渐衰、以虚为本，气血虚损、阴阳失衡，因虚致实、虚实夹杂，正虚邪实、易生传变，以及多痰、多瘀、多风。这些病理特点相互关联、相互影响，共同构成了老年病复杂多变的病理基础。在临床治疗中，应根据老年人的病理特点，辨证论治，采用补虚泻实、调和阴阳、化痰祛瘀、息风止痉等方法，以达到治疗疾病、延缓衰老、提高生活质量的目的。同时，老年人也应注意养生保健，顺应自然规律，合理饮食，适度运动，保持心情舒畅，以增强体质，预防疾病的发生。

第 三 章

中医养生概述

养生一词，最早见于《庄子》内篇，有"养生主"一篇专论养生。养生就是保养人体生命，通过主客观行为对人体生命进行调护、保养，达到增进健康、却病延年、身心愉悦目的的活动。中医养生学是在中医理论指导下，根据自然法则、人类生命活动规律和个体生长发育特点，研究精神调护、增强体质、预防疾病、延年益寿的学科。其中道德与涵养是养生的根本，良好的精神状态是养生的关键，科学的饮食及节欲是养生的保障，运动是养生保健的有力措施。

第一节　中医养生学发展历史

中医养生源远流长，具有悠久的历史，其发展源流大致分为以下几个历史阶段。

一、远古时期

原始社会，人类在发现钻木取火后，将生食加工成熟食，开启了食治食养。由于火的应用，灸、焖、熨等技术逐渐被发明和运用。长期居住和劳作在自然界中，观动物之态、闻飞禽之声，随及模仿，开启了声乐、歌、舞养生之端。人类进入新石器时代后，随着生产力的发展，学会加工石器和骨器，开始了砭石和石针的应用。原始森林树种资源丰富、百草花卉繁多，人类在劳作休息间吸入花卉之芳香，开始了芳香疗法。

二、先秦时期

这一时期，生产力和生产关系有了进一步的发展，出现了"百家争鸣"的学术局面，诸子百家的出现，丰富了养生学内容。道家主张"道法自然"，认为人的生命活动要符合自然规律，开创了"天人相应"学说之端。儒家提出色恶不食、臭恶不食等饮食养生的建议。《黄帝内经》的问世极大推动了中医养生的发展，其构建了中医养生学的理论体系，并明确提出养生的原则和方法。

三、秦汉魏晋时期

秦汉魏晋时期，出现诸多有影响力的医药学家及养生专著，并影响至今。我国第一部中药学专著《神农本草经》，记载药物365种，将药物分为上、中、下品，其中注明上中品多数药物久服可达"耐老""增年""不老"等养生效果，为中药养生开启了先河。张仲景《伤寒杂病论》的成书，为临床及养生提供了辨证论治的思想，创立了很多医养通用方剂，诸如小建中汤、当归生姜羊肉汤、甘麦大枣汤等。华佗将导引、行气吐纳与动物行为相结合，创编了"五禽戏"，起到防病健身功效，一直沿用至今。葛洪、陶弘景主张功法养生，极大丰富了中医养生学的内容，推动了功法养生的发展。

四、隋唐时期

隋唐时期经济的发展推动了科技的进步，养生学在此期得到了进一步的发展，涌现出很多著名的养生学者及著作。隋代巢元方

《诸病源候论》对内、外、儿等多学科分门别类地进行划分，总结了诸多疾病的病因病机，记载了大量的养生功法，诠释了中医养生病、证、功法三者结合。唐代享有"药王"美誉的孙思邈，是此时期最具代表性的养生学家，所著《备急千金要方》集养生思想之大成，从养生治未病、食疗养生、药物养生、导引吐纳养生等方面全面记载了养生的诸多方法，在养生学的发展历程中产生了深远的影响。

五、宋金元时期

宋金元时期，中医养生学发展到一个新的历史时期，出现了大量的中医学家和医学专著，中医学的进步促进了养生学的发展，养生学的充实丰富了中医学的内容。宋代编撰的《圣济总录》记录了药膳、炼丹、导引等养生方法。金元时期产生了许多医学流派，最具代表性的有刘完素、张从正、李东垣和朱丹溪，被称为"金元四大家"。刘完素重视气的作用，主张养气、保精。张从正提出"邪去正安"学说，认为养病先祛除病邪，邪去正气自复。李东垣提倡"胃气为本"学说，强调脾为后天之本，脾胃健全，不易生病。朱丹溪提出"阳常有余，阴常不足"学说，在养病治病上注重滋阴。同时期出现了大量的养生专著，如《泰定养生主论》《饮膳正要》《饮食须知》《三元延寿参赞书》《养生秘录》《养生月览》等，其中《养老奉亲书》是我国现存最早的一部老年养生学专著。

六、明清时期

明清时期，养生专著繁多，达到了历史顶峰时期，社会层面出现了养生热潮，药物和食物养生有了很大的发展，特别是老年养生方面有了很大提高。《本草纲目》的问世不仅丰富了药学的内容，而且促进了养生学的发展，特别在饮食养生方面，重点记录了食疗养生的品种，饮食的宜忌等内容。《随园食单》《增补食物秘书》《食物本草》等著作也记录了大量的饮食养生内容。五脏调养法、药饵饮食保健法等多种养生法的创新和发展扩展了养生学的内容。养生的社会普及，促进了养生学更大范围的推广。

七、近现代时期

鸦片战争至中华人民共和国成立前，我国沦为半殖民地半封建社会，多年战乱，民不聊生，国民政府甚至提出取消中医学的政策，使得养生学的发展处于停滞状态。新中国成立后，中医学得以继承和发展，中医养生学也随之蓬勃发展，大量养生学古文献得以收集和整理，历代养生名著和经典相继出版。1987年国家教委决定在中医院校开设中医养生康复专业，2017年教育部批准设置"中医养生学"本科五年制（医学学士学位）专业，培养了大量中医养生学人才。近年来，全国高等中医药院校教材《中医养生学》《养生康复学》《中医养生康复学》等中医养生学著作大量出版。社会层面开办了多种养生班，普及养生理论和知识，满足人民群众对养生保健的需求。

第二节　中医养生的原则

中医养生原则是进行养生活动时所遵守的准则。古人在长期的养生实践活动中，总结出人体生长壮老已的生长规律，即由最初的"肾气盛，天癸至"，伴随着人体气血阴阳的衰减，逐渐"肾气衰，发堕齿槁"，直至"天癸竭，精少，肾脏衰，形体皆极"。根据这些人体生命活动现象和规律，探索衰老的机理，研究致病和导致早衰的原因和条件，并在中国古代哲学和传统文化的影响下，以虚邪贼风，避之有时；恬惔虚无，精神内守为基本，逐渐形成了一系列的养生原则。即《黄帝内经》所云："上古之人，其知道者，法于阴阳，和于术数，饮食有节，起居有常，不妄作劳，故能形与神俱，而尽终其天年，度百岁乃去。"

一、顺应四时，辟邪养生

人类是宇宙万物之一，自然环境的变化又可直接或间接地影响人体的生命活动。《灵枢·邪客》说："人与天地相应也。"即人必须适应天地之阴阳变化，"春生、夏长、秋收、冬藏"，遵循"春夏养阳，秋冬养阴"的养生之道。基于整体观念的思想，形成了中医养生学法于阴阳、顺应四时、养生辟邪的原则。强调人与自然环境的整体结合，人的一切生命活动都与大自然息息相关，必须与其保持和谐一致，并积极主动顺应自然。《吕氏春秋》："天生阴、阳、寒、暑、燥、湿，四时之化，万物之变，莫不为利，莫不为害。圣人察阴阳之宜，辨万物之利以便生，故精神安乎形，而年寿得长焉。"指出人主动地根据自然变化的规律进行养护，才能长寿。

二、强身健体，养心安神

身，指人的形体，即肌肉、血脉、筋骨、脏腑等组织器官；神，指情志、意识、思维等精神心理活动，及生命活动的全部外部表现。形是一切生命活动的基础，只有形体健壮，神才有所依附，形盛则神旺，形败则神衰。中国历代养生家多是通过功法来锻炼形体，常见的养生功法除太极拳、八段锦、五禽戏，还有易筋经、六字诀等，老年人群可以选择适合自己的功法，只要坚持锻炼均可对改善平衡功能、躯体功能有显著效果。神为主导为统帅，《素问·灵兰秘典论》记载"主明则下安"。因此，养神亦备受各家的高度重视，养神的方法丰富多彩，如四气调神、清静养神、修性怡情等。总之，形神共养，二者相辅相成、相得益彰，才能形神统一。

三、饮食有节，健胃养身

人赖饮食以养身，食须调和方相宜。中医学认为，脾胃为后天之本，气血之源，人体的津液、营养都依靠脾胃来供给；而脾胃的健康与否，又与饮食有密切关系。《养生三要》指出"不欲饥极而食，食不可过饱。不欲渴极而饮，饮不可过多"的饮食养生方法，强调应定时饮食，饥饱有度，速律有节。《素问·脏气法时论篇》言"五谷为养，五果为助，五畜为益，五菜为充"，明确提出五谷在饮食结构中的重要作用。

四、按时作息，颐养天年

《素问·生气通天论》云："故阳气者，一日而主外，平旦人气生，日中而阳气隆，日西而阳气已虚，气门乃闭，是故暮而收拒，无扰筋骨，无见雾露，反此三时，形乃困薄。"人体的阴阳气血随着一日之中昼夜晨昏及阴阳消长的变化，而相应调节与之相适应。早晨太阳升起，阳气生发，人应早起，定时排便，吐故纳新，做一些舒利关节、疏通气血的运动，使阳气升发，气血畅流，筋骨得濡。日暮阴气渐盛，阳气潜藏，晚餐应清淡易消化，饭后可少量活动，忌剧烈运动，调神静气，按时入睡，以养阴血。养生行为活动并非一朝一夕就能奏效，必须融入日常生活中，将其养成一种良好的习惯，持之以恒，有始有终地进行方能取得一定的效应。正如《昨非庵日纂》中指出："道不在烦，唯能不思衣食，不思声色，不思胜负，不思曲直，不思得失，不思荣辱。心无烦，形勿极，而助之以导引，行气不已，亦可得长年，千岁不死。凡人不可无思，当以渐遣除之。"

五、劳逸结合，维护正气

晋代养生学家葛洪提出"养生以不伤为本"，唐代孙思邈《备急千金要方》提出"养性之道，常于小劳，但莫大疲及强所不能堪耳"。清代陆九芝提出："世只知有劳病，不知有逸病，然而逸之为病，正不少也。"养生需劳逸结合，既不可劳累过度，亦不可过逸不劳。"久视伤血，久立伤骨，久行伤筋"，过度疲劳即劳则气耗，影响机体脏腑正常运行。"久卧伤气，久坐伤肉"，过度安逸则气血壅滞，肌肉退化，肢体无力，萎靡不振。因此，劳和逸应有常有节，不偏不离。运动有常，则周身气血周流不休，无有壅滞；安闲有度，则气血生化不息，无有亏虚。中医养生学历来重视人体正气，正气足则身体健康、精力充沛，不易受邪，正如《黄帝内经》所言"正气存内，邪不可干"。人体正气虚弱时，免疫力低下，脏腑功能减弱，邪气因虚而入，人体容易罹患疾病，正如《素问·评热病论》所云"邪之所凑，其气必虚"。

方 法 篇

第 一 章

调神养生

《素问·上古天真论》言："精神内守，病安从来？"《淮南子》说："神清志平，百节皆宁，养性之本也；肥肌肤，充肠腹，供嗜欲，养性之末也。"说明"养生贵乎养神"，不懂得养神之重要，单靠饮食药物，难以达到健康长寿的目的。调神之法概括起来有修德怡神、积精全神、调气安神等方面。

第一节　修德怡神

养生先养心，养心先养德，修德怡神是养生的根本。《礼记·中庸》云："故大德必得其位，必得其禄，必得其名，必得其寿。"唐代孙思邈曾明确指出："德行不充，纵服玉液金丹，未能延寿。"历代大家均非常重视道德修养，可见其对人体健康所起的重要作用。从中医学来看，道德修养与脏腑阴阳协调具有内在联系，《黄帝内经太素》说："修身为德，则阴阳气和。"德行高尚的人之所以能健康长寿，在于其身心舒畅，气血调和，阴平阳秘，从而保持健康长寿。

一、常存仁爱，胸怀坦荡

孔子在《论语·雍也》中说"仁者寿"，指出具有仁爱之心和良好道德修养的人会长寿。乐善不倦，常省自身，便是修德中不可或缺的修心。以修心为中心，能使人与社会保持和谐，心神无忧而健康长寿。

二、乐善好施，豁达开朗

《备急千金要方·养性序》中说："夫养性者，欲所习以成性，性自为善，不习无不利也。性既自善，内外百病自然不生，祸乱灾害亦无由作，此养性之大经也。"以奉献为荣，乐于助人，心情自然豁达开朗，不会因为计较个人得失而整日郁郁寡欢。少有烦恼、忧愁等不良情绪的困扰，长期保持宁心静神及愉悦的状态而身心健康。

三、恬淡虚无，淡泊名利

《素问·上古天真论》云："恬淡虚无，真气从之，精神内守，病安从来？"恬淡虚无即指摒弃杂念，降低欲望，淡泊名利，以使心神宁静。又如《素问·上古天真论》云："是以志闲而少欲，心安而不惧，形劳而不倦，气从以顺，各从其欲，皆得所愿。故美其食，任其服，乐其俗，高下不相慕，其民故曰朴。是以嗜欲不能劳其目，淫邪不能惑其心，愚智贤不肖不惧于物，故合于道。所以能年皆度百岁而动作不衰者，以其德全不危也。"要做到淡泊名利、少思寡欲，学会知足常乐。少欲则心神安宁，不耗气伤神，人体精气旺盛，则邪不能入。如果所愿总是不遂，所求总是不得，必然会导致心神不宁，五脏六腑之气机紊乱，精气加剧损耗，因此而多病早衰。

第二节　积精全神

积精全神是指人体积累、固护精气，使神智健全，身心健康。

《证治准绳》曰："人以精、气、神为根本。"又如《类经》云"善养生者，必保其精，精盈则气盛，气盛则神全，神全则身健"，说明精气神三者密不可分。精气神三者之中，精为水谷精微，即物质基础，无精则无气，无气则无神，也说明了积精全神的道理。所以如果想要精神饱满，需先积精，老年人可以从以下几个方面注意。

一、饮食有节

精作为生命的物质基础，需要后天水谷精微的滋养。而膳食是达到积精全神的重要物质来源，老年人需做到饮食有节，即三因制宜、饮食节制（将于饮食养生原则中详细描述），顺应自然，欲不可纵。

二、起居有常

起居有常是指顺应自然变化规律，合理安排日常生活、锻炼和作息。《黄帝内经》中论述了起居有常，以"常"为度，即规律。规律的生活不仅有利于提高生活品质，更有利于身心健康。正如《素问·宝命全形论》所述"人以天地之气，四时之法成"，天地阴阳二气为万物变化的根源。昼为阳、夜为阴，周而复始，及人体应顺应消长变化规律，根据每日阳气变化的规律，制定每日的起居。

三、保精节欲

《太上老君养生诀》云："且夫善摄生者，要当先除六害，然后可以保性命，延驻百年。何者是也？一者薄名利，二者禁声色，三者廉货财，四者损滋味，五者除佞妄，六者去妒忌。"可见生活中有各种各样的诱惑会耗伤人体精气，例如名利、钱财、美色、美食等，总体来说分为生理欲望和心理欲望两部分。生理上的欲望不可禁，但更不可纵。合房之术应有节制，不可恣意行事，尤其随着年龄的增长，更应保肾精，因为肾主藏精，肾精充足才能气充神旺。心理的欲望则需要从实际情况出发，节制对物质名利的追求，减少失望、悲伤、嫉妒等不良情绪，使心情愉悦。《格致余论·阳有余阴不足论》云："心，君火也，为物所感则易动，心动则相火亦动，动则精自走，相火翕然而起，虽不交会，亦暗流而疏泄矣"，心藏神为君主之官，内寓君火；肾藏精，为作强之官，内寓水中之火，也谓相火。一旦心神被外物所扰，则易动心火、起欲念，扰动相火，致使精气暗耗。

第三节　调气安神

　　调气安神，是指通过适当的方法调养脏腑气机，增强五脏气化功能，调和五脏之神。气是维持生命活动的物质基础，人体的各项功能都由气的运动变化而产生，张景岳在《类经·摄生类》中有"人之有生，全赖此气"，人的生长、发育、衰老及至死亡都离不开气化运动。气对人体的生理功能主要有五个方面的作用，即推动、温煦、防御、固摄、气化作用，这五个功能协调配合，互根互用，共同维持着人体的正常生命活动。气也不能独立于人体之外而单独存在，气的生成及其功能作用，均离不开人体的脏腑。人体之气，禀受于父母的先天精气、饮食物中的水谷精气和从自然界吸入的清气通过脏腑调和将此三者结合而形成。人体脏腑之气保持阴阳平衡，人体之气才能充沛，气血和调，则神自化生。

一、调息行气

　　调息行气指调整呼吸，来调节身体气机，通过吐故纳新，呼出身中浊气，吸入天地之精气，平衡阴阳以使气聚精盈神旺。《素问·平人气象论》说："人一呼脉再动，一吸脉亦再动，呼吸定息脉五动，闰以太息，命曰平人，平人者不病也。"再有《灵枢·动输》中："肺气从太阴而行之，其行也，以息往来，故人一呼脉再动，一吸脉亦再动，呼吸不已，故动而不止。"古人已经认识到是呼吸影响了人体血脉的循行状态。调息所以养气，通过调整呼吸调节人体之气，使之逐步聚集，并通过经络循行，可调节气血经络，经络气血和调，则神自化生。调息行气在传统养生运动中体现得最为充分。

二、调和脏气

《素问·宣明五气》指出："心藏神，肺藏魄，肝藏魂，脾藏意，肾藏志。"《素问·阴阳应象大论》中："人有五脏化五气，以生喜怒悲忧恐。"五脏分别贮藏和主宰人体赖以生存的精、神、气、血、水谷精微等重要物质和精神活动，除此之外七情也是通过脏腑的气化过程来完成的，也可说明七情作为神的功能表现，它的活动状况除受五脏精气盛衰的影响外，还受五脏气化状态所左右。《素问·举痛论》说："百病生于气也。"张景岳则进一步注释说："夫百病皆生于气，正以气之为用，无气不至，一有不调，则无所不病。"因此人体的各种精神意识思维活动皆不离五脏。健康的精神，良好的情志变化能使人体气血和调，而突然、强烈或长期的不良情志刺激，一旦超过了人体本身的正常生理调节范围，就会使人体气机紊乱，脏腑阴阳气血失调，从而导致疾病的产生，或使已有的疾病加重。

第二章

起居养生

"起"代表日常活动，"居"代表居住环境，起居养生就是通过调整人体的日常生活以及生活环境，使之与自然相顺应，主要包括日常作息、衣着、居住环境等内容。

第一节　作息养生

作息即劳作和休息，作息养生应做到顺应自然和有规律，保持合理的作息规律，对于维护人体阴阳平衡至关重要。

古人云"日出而作，日入而息"，这不仅是对自然规律的遵循，更是对人体生物钟的尊重。我们现在虽然无法做到，但可以保持在夜晚十一点前入睡，早上日出后起床。现在有部分人认为只要睡够八小时，什么时间睡对身体都没有伤害。但是从中医天人相应的观点看，夜晚为阴，主静，宜减少活动，安卧休息，不要扰动筋骨，以免因过度活动影响阳气敛藏。若违背此自然规律，夜晚过于兴奋，则不利于气机的收敛，容易出现烦躁易怒、心悸汗出等症状。而白天为阳，主动，宜活动，适当的运动锻炼对阳气的升发有促进作用。若在白天静卧过多，则不利于阳气的升发，容易出现疲劳、淡漠、抑郁等症状。

《素问·上古天真论》云"食饮有节、起居有常"，即日常生活习惯应保持一定的规律。《素问·宣明五气》曰"久视伤血、久卧伤气、久坐伤肉、久立伤骨、久行伤筋",即任何行为都要适度不能过量。长期坚持合理有规律的作息,有助于生物节律的形成和稳定,形成良好的条件反射,使其具有预见性和适应性,能提高人体对环境的适应能力。建立良好的作息规律要遵从自然规律。例如一天之内白天运动夜晚静卧,一年之内春夏晚卧早起、秋季早卧早起、冬季早卧晚起。另外还需一日三餐有节制,时间固定有规律,不过饥过饱,给身体增加负担。

第二节　衣着养生

衣着养生即通过调整衣着的大小、厚薄、材质,从保暖、透气、吸汗等方面选择合适的衣物,从而达到保健防病的目的。

《老老恒言》讲:"老年人着衣戴帽,适体而已。"不管是衣物还是鞋子,一定要合体。服装宽窄、大小适宜,才有利于人体气血的正常运行。若衣服过于紧身,会影响局部气血的流通,长期压迫私密部位,更容易造成尿路感染,甚则影响生育能力。若衣物过于宽大,不仅不利于保暖,也不方便行动,尤其对于老年人而言有较大的安全隐患。此外夏季或较热的地区穿衣应选择透气性、吸汗性较好的衣物;冬季或较寒冷的地区应选择保暖性较好的衣物。一年四季或一天昼夜气温变化较大的时候,应及时增减衣物,但须注意循序渐进,切忌一次追加或减少过多,以免不耐寒热。同时有研究表明,衣服不是穿的越多越保暖,衣服过厚,身体散热、散湿阻力增大,会影响热平衡的调节。

与年轻人相比,老年人的足弓变塌、脚部肿胀,如果鞋不合适,不仅走路不舒服,还容易跌倒。老年人的鞋子并非越软越好,太软的鞋子像踩在棉花上,身体反而不稳。过于追求防滑性也不可行，很容易像汽车刹车时的抱死，更容易摔跤。尽量选择有搭扣、宽鞋头、带透气网的鞋子。鞋子各部位的柔韧性要强，鞋的足跟部要硬，试鞋子的时间以傍晚为佳。

随着年龄的增加，越来越多的老年人选择戴帽子。一方面防风保暖，另一方面掩盖白头发或脱发，增加美观，增强自信。但是帽子不透气或佩戴时间过长，可能导致毛孔舒泄不畅、皮脂堆积等问题，造成脱发。因此帽子应选择透气性好、大小宽松的，在室内或阳光和煦的室外应尽量摘掉帽子。

贴身衣物与床单、被罩都是直接接触人体的物品，其清洁与否关系着人体的健康。对于贴身衣物和床品，应及时更换并清洗。汗渍、排泄物等的堆积是滋生病菌导致皮肤疮疖病变的重要原因，因此保持衣物清洁是非常重要的衣着养生原则。

第三节　居住环境养生

中国人自古就对家有深厚的情感，很多人一生最大的目标就是买房子，为能有自己的安身之所而奋斗。成年人一天有大半的时间都是在家度过，老年人在家的时间更长，其环境的好坏对每个人都是至关重要的。

首先住宅选址应空气清新、绿化较好，避免环境污染。空气污染是呼吸系统疾病的超级杀手，尤其对于本身就患有肺病的老年人，吸入有害物质不仅会诱发疾病，可能还会引起各种并发症。

其次居住环境应安静。长期生活在嘈杂的噪音环境中，容易让人烦躁、情绪不稳定、易疲劳；如若夜晚噪音大，则会干扰人的睡眠，影响正常生活，造成记忆力减退、反应迟钝等危害。

此外居住环境光照应充足。我国位于北半球，夏天太阳位置偏南偏高，与南墙的夹角小，尤其是正午时分，阳光几乎直射地面，照不进屋内，这样可避免室温过高；冬天太阳位置偏低，阳光从南方斜射入屋内的时间比较长，屋里可以得到更久的日照，所以我国大部分地区最佳朝向都是坐北朝南，具有"冬暖夏凉"的优势。但现在商品房的建造不能使每个人都住进坐北朝南的房子里，不管什么朝向，都应尽量选择有充足的光照、空气流通、清洁的房子，避免潮湿的居住环境。

装修应尽量简洁环保，很多装饰材料中含有甲醛、苯等有害物质，轻则引起喷嚏、过敏、鼻炎等，重则引起白血病等疾病。因此新装修的房间应空置一段时间，确认有害气体达到标准以下后再入住。

另外老年人的家里要尽量保持地面干燥，不要湿滑，谨防摔倒；睡觉喜欢翻身的老年人可以给床加装防护栏，防止坠地；夜晚家里可以开一盏小夜灯，方便老人起夜等。

第 三 章

运动养生

运动养生是指用活动身体的方式维护健康、增强体质、延长寿命、延缓衰老的养生方法。中医常用的养生方法有太极拳、八段锦、六字诀、形神桩、放松功等，强调动静结合、阴阳相调、柔中带刚、刚柔并济之道。初学者可根据自己的体力、耐力、健康状况，选择适合自己的运动功法循序渐进。

第一节　太极拳

太极是中国传统文化中的重要哲学概念与身体实践，融合了古代哲学、武术与养生智慧，其核心思想源自《易经》与道家思想，强调阴阳平衡、动静相生的自然规律。太极一词最早见于《易经·系辞》，意为宇宙万物的本源，所谓"太极生两仪，两仪生四象"，揭示事物对立统一、循环转化的规律。阴阳作为太极的核心符号，代表相互依存又相互制约的力量（如刚柔、动静），二者动态平衡构成和谐的整体。

太极拳是一种以柔克刚的传统武术。其动作舒缓如行云流水，结合呼吸与意念，从始至终都贯穿着"阴阳"和"虚实"，其运动作势圆活，如环之无端，循环往复，每个拳式都蕴含"开与阖""虚与实""轻与沉""柔与刚""慢与快"等阴阳变化之道，并在动作中有左右、上下、里外、大小和进退等对立统一、圆活一致的太极之理，通过"掤、捋、挤、按"等招式调和气血，既修炼攻防技巧，又强健体魄，被誉为"移动的冥想"。

一、功法特点

1.势正招圆，阴阳相济

太极拳的形体动作以圆为本，一招一式均由各种圆弧动作组成。拳路的一招一式又构成了太极图形。并且其势端正、不散漫、不蜷缩、不歪斜。故从其外形上看，太极拳动作圆满舒展、不拘不僵、招招相连、连绵不断。整套动作要一气呵成。

2.神注桩中，意随桩动

太极拳的锻炼要求手、眼、身、法、步相互协调。注重心静意导，形神兼备。其拳形为"太极"，拳意亦在"太极"，以太极之动而生阳，静而生阴，激发人体自身的阴阳气血，以意领气，运于周身，如环无端，周而复始。

3.呼吸均匀，舒展柔和

太极拳要求呼吸均匀，并以呼吸配合动作，导引气机的开阖出入。一般而言，吸气时动作为引、蓄、化、合，呼气时动作为开、发、拿、打。而动作宜平稳舒展，柔和不僵。待拳势动作娴熟后，逐渐过渡到拳势呼吸，即逆腹式呼吸。吸气时横膈肌收缩，下腹部因腹肌收缩而被拉向腰椎，同时上腹部因横膈肌收缩下挤以及肋间肌和腹肌上部的放松而隆出，肛门、会阴部微收；呼气时，横膈肌松弛，腹肌上段收缩、下段松弛，下腹部隆出，肛门、会阴部紧缩上顶，待呼气尽再行咽津，并使全身放松。

二、练功要领

1.心静神宁，神形相合

太极拳的练习，首先要排除各种思想杂念，保持心神的宁静，将意识贯注到练功活动当中。神为主帅，身为驱使，刻刻留意，一动无有不动，一静无有不静，身动于外，气行于内，以意行气，以气运身，意到气到，周身节节贯穿。

2.松静圆润，呼吸自然

太极拳的身法要求全身自然放松，虚灵顶劲，气沉丹田，含胸拔背，沉肩坠肘，裹裆护肫。习练太极拳要求肌肤骨节，处处开张，不先不后，迎送相当，前后左右，上下四旁，转接灵敏，缓急相将，逐渐达到行气如九曲珠无处不到，运劲如百炼钢无坚不摧。初学者要求呼吸自然，待动作娴熟后逐步采用逆腹式呼吸。

3.以腰为轴，全身协调

腰是各种动作的中轴，太极拳要求的立身中正、上下相随、前后相需、左右相顾，上欲动而下随之，下欲动而上领之，中部动而上下应之等都必须以腰部为轴，方能带动全身，上下前后左右协调一致，浑然一体，这是练好太极拳的关键所在。

4.步法灵活，虚实分明

练习太极拳要注意动作圆融，步法灵活，运劲如抽丝，蓄劲如张弓，迈步如猫行。运动时要分清虚实，随着重心的转移，两足要交替支撑重心，以保持全身的平衡。

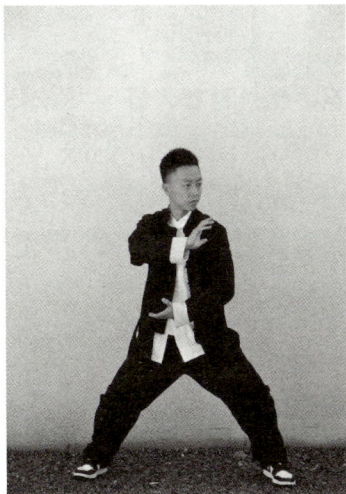 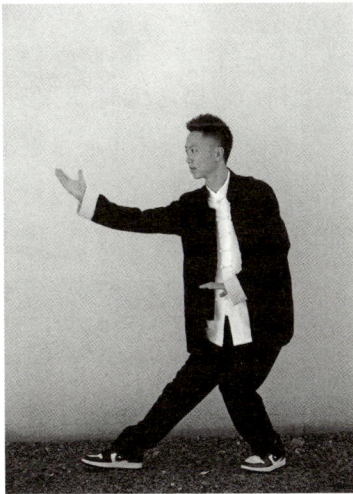

左右穿梭　　　　　　　　　　野马分鬃

第二节　八段锦

八段锦功法是一套独立而完整的健身功法，有许多文献记载，流传甚广，流派较多，有"文八段"（坐式）和"武八段"（立式）之分，站式便于群众习练，故流传较广。古人把这套动作比喻为"锦"，意为五颜六色，美而华贵！体现其动作舒展优美，称其"祛病健身，效果极好；编排精致；动作完美"。现代的八段锦在内容与名称上均有所改变，此功法分为八段，每段一个动作，故名为"八段锦"，练习无需器械，不受场地局限，简单易学，节省时间，作用极其显著；效果适合于男女老少，可使瘦者健壮，肥者减肥。

功法特点及其功效以歌诀形式总结为："双手托天理三焦，左右开弓似射雕；调理脾胃须单举，五劳七伤往后瞧；摇头摆尾去心火，两手攀足固肾腰；攒拳怒目增气力，背后七颠百病消。"

一、功法特点

1.柔和缓慢，圆活连贯

柔和，是指习练时动作不僵不拘，轻松自如，舒展大方。缓慢，是指习练时身体重心平稳，虚实分明，轻飘徐缓。圆活，是指动作路线带有弧形，不起棱角，不直来直往，符合人体各关节自然弯曲的状态。它是以腰脊为轴带动四肢运动，上下相随，节节贯穿。连贯，是要求动作的虚实变化和姿势的转换衔接，无停顿断续之处。

2.松紧结合，动静相兼

松，是指习练时肌肉、关节以及中枢神经系统、内脏器官的放松。在意识的主动支配下，逐步达到呼吸柔和、心静体松，同时松而不懈，保持正确的姿态，并将这种放松程度不断加深。紧，是指习练中适当用力，且缓慢进行，主要体现在前一动作的结束与下一动作的开始之前。动，就是在意念的引导下，动作轻灵活泼、节节贯穿、舒适自然。静，是指在动作的节分处做到沉稳。

3.神与形合，气寓其中

神，是指人体的精神状态和正常的意识活动，以及在意识支配下的形体表现。"神为形之主，形乃神之宅"。形，则是指人体的外在动作和姿态。在太极拳的习练中，神与形是相互依存、相互促进的。神是形的内在主导，它支配和调控着形的变化；而形则是神的外在表现，它承载着神的内涵和意图。只有当神与形高度协调统一时，太极拳的习练才能达到最佳效果。

二、练功要领

1.松静自然

松静自然，是练功的基本要领，也是最根本的法则。松，是指精神与形体两方面的放松。这里的"自然"决不能理解为"听其自然""任其自然"，而是指"道法自然"，即形体自然、呼吸自然、意念自然。

2.准确灵活

准确，主要是指练功时的姿势与方法要正确，合乎规格。灵活，是指习练时对动作幅度的大小、姿势的高低、用力的大小、习练的数量、意念的运用、呼吸的调整等，都要根据自身情况灵活掌握。

3.练养相兼

练是指形体运动、呼吸调整与心理调节有机结合的锻炼过程。养，是通过上述练习，身体出现的轻松舒适、呼吸柔和、意守绵绵的静养状态。

4.循序渐进

只有经过一段时间和数量的习练，才能做到姿势逐渐工整，方法逐步准确，动作的连贯性与控制能力得到提高，对动作要领的体会不断加深。

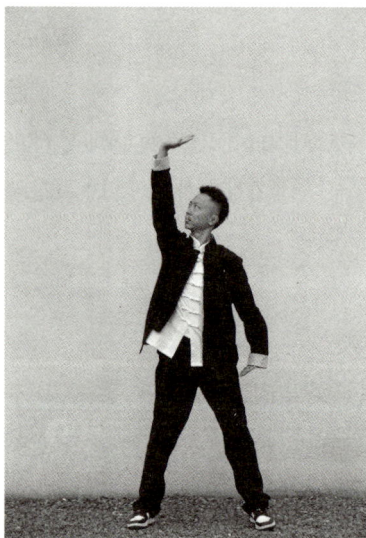

调理脾胃需单举

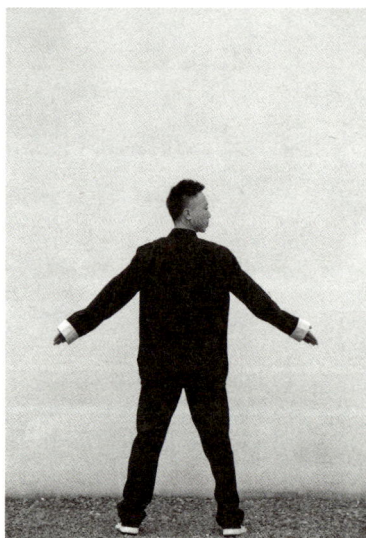

五劳七伤向后瞧

第三节　六字诀

六字诀，是以呼吸吐纳发音为主要手段的养生功法。《庄子·刻意》中说："吹呴呼吸，吐故纳新，熊经鸟申，为寿而已矣。"在西汉时期《王褒传》一书中，也有"呵嘘呼吸如矫松"的记载。最早记录六字诀功法的当属南北朝时期陶弘景的《养性延命录》。但明以前的六字诀不注重动作，明以后的六字诀有多种动作配合。六字诀流传至今，在功法上已形成了较为稳定的体系，即以中医五行五脏学说为理论基础，明确规范呼吸口型及发音，肢体的动作导引与意念导引遵循中医经络循行规律。六字与脏腑配属为：呬属肺金，吹属肾水，嘘属肝木，呵属心火，呼属脾土，嘻属三焦。

一、功法特点

1.以音引气，调节脏腑

六字诀的锻炼通过特定的发音来引动与调整体内气机的升降出入。以"嘘、呵、呼、呬、吹、嘻"六种不同的特殊发音，分别与人体肝、心、脾、肺、肾、三焦相联系，从而达到调整脏腑气机的作用。在六字的发音和口型方面有其相应特殊规范，目的在于通过发音来引动相应脏腑的气机。

2.吐纳导引，音息相随

六字诀功法中，每一诀的动作安排、气息的调摄都与相应脏腑的气化特征相一致，如肝之升发、肾之蛰藏等。练习过程中十分注重将发音与调息吐纳及动作导引相配合，使发音、呼吸、动作导引协调一致，相辅相成，浑然一体，共同起到畅通经络气血、调整脏腑功能的作用。

3.舒展圆活，动静相兼

六字诀功法其动作舒展大方，柔和协调，圆转灵活，如行云流水，婉转连绵，具有人在气中、气在人中的神韵，表现出安然宁静与和谐之美。并且其吐气发音要求匀细柔长，配合动作中的静立养气，使整套功法表现出动中有静、静中有动、动静结合的韵意。

二、练功要领

1.发音准确，体会气息

吐气发音是六字诀独特的练功方法，发音的目的在于引导气机，因此练功时，必须按要求，校准口型，准确发音。初学时，可采用吐气出声发音的方法，校正口型和发音，以免憋气；在练习熟练后，可以逐渐过渡为吐气轻声发音，渐至匀细柔长，并注意细心体会气息的变化。

2.注意呼吸，用意轻微

六字诀中的呼吸方法主要是采用逆腹式呼吸。其方法与要领：鼻吸气时，胸腔慢慢扩张，而腹部随之微微内收，口呼气时则与此相反。这种呼吸方法使横膈膜升降幅度增大，对人体脏腑产生类似按摩的作用，有利于三焦气机的运行。练功时要注意呼吸，但用意微微，做到吐唯细细，纳唯绵绵，有意无意，绵绵若存，这样方能将形意气息合为一体，以使生命活动得到优化。

3.动作舒缓，协调配合

六字诀功法以呼吸吐纳为主，同时辅以动作导引。通过动作的导引来协调呼吸吐纳发音引动的气息，以促进脏腑的气化活动。因此，习练时要注意将动作与呼吸吐纳、吐气发音协调配合，动作做到松、柔、舒、缓，以顺应呼吸吐纳和吐气发音匀细柔长的气机变化。

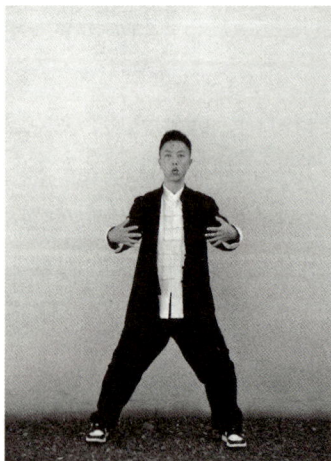

呼字诀

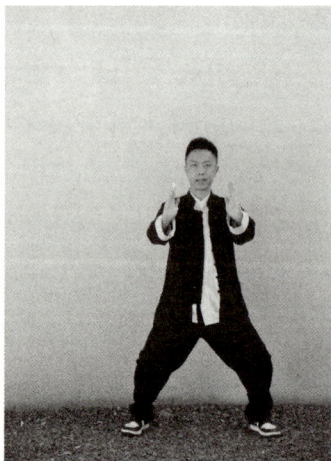

嘻字决

第四节　形神桩

形神桩，从字义上讲，"形"指形体；"神"指神志；"桩"指动作姿势。总而言之，形神桩就是将形与神相合在一起锻炼的功夫。常人的形体运动虽然也是受神的支配，但神的注意力并未集中于运动的形体上，而是集中于运动的目标上，属于外向性运用意识。形神桩的锻炼要旨在于把神志活动与形体活动紧密地结合起来，即在练功时充分发挥感觉运动思维的作用，使形神相合。具体而言，就是要求在练功过程中，神完全集中于运动着的形体及与之相关部位，使意念逐渐渗透至形体的皮肉筋脉骨各部组织中去，使形、气、神三者相混融，从而达到生命组织的优化状态，起到健美身形、和畅经脉、祛病强身的功效。

一、功法特点

1.抻筋拔骨，矫正身形

形神桩功法着眼于平调常人运动造成的形、气之偏，其中有很多动作是牵动日常很少运动的部位。形神桩强调用神意充斥形体，导引牵拉以抻筋拔骨、开关通窍、调动经络气血，从而达到矫正身形、强壮身体的功效。

2.周身兼顾，整体全面

形神桩非常强调对形体的锻炼和调控，整套功法动作的编排周到细微，照顾到了全身各个部分。从躯干来说，有头、颈、胸、背、胁肋、腹、骨盆、尾闾、会阴一个完整系列；从上肢来说，有肩、肘、腕、掌、指的系列；从下肢来说，有胯、膝、踝、足、趾系列。不仅如此，从动作的配合来说，又是左右对称、前后平衡、上下相关的有机组合，注意了肌肉、肌腱运动的牵张与收缩的协调，扩大了关节屈伸扭转的幅度。总之，使全身的绝大部分运动部位得到在神意支配下的锻炼，因而练此功可以使气机平衡，祛病强身。

3. 以形引气，形神合一

形神桩注重通过练形而引动气机，在方法上贯穿了"意引气，气引形，形引气，气动意"锻炼模式。首先，通过意识与形体动作的结合，由意念引动气向运动部位集聚，神气结合带动形体运动，形体运动又牵动经脉之气，使局部的气充斥，血亦随之增多，局部产生充胀与流动感，这种感觉又使意念集中于运动部位，而集中的意念又导致气的聚集，形成良性循环。

4. 注重末端，启动经络

由于各条经脉的交接部位、气的内外出入的交换部位都在肢端，故形神桩根据经络、气血循环的规律来安排动作，着重活动肢体末节。如上肢的肢端、下肢的肢端、头部等。头动则四肢皆动，一身经络气血得以流通。形神桩正是通过这种引气的机制，调动全身的经络系统，并由此内连脏腑之气，外通经络之气，使周身形气神合为一整体。

二、练功要领

形神桩功法锻炼的总体要求是"身形合度，姿势合法，神注桩中，气随桩动"。具体而言，要注意以下几方面。

1. 神与形合，松紧并用

由于形神桩功法中的很多动作是牵动日常很少运动的部位，以抻筋拔骨、矫正身形，所以开始练时，若不用力则难以做到姿势的规范，如若太用力又容易偏于僵硬而难于符合松、柔的要求。因此要处理好这一矛盾，就必须松紧并用。首先，初始练时可用力以达到规范要求，待形成习惯后，便能达到松柔自如的地步。其次，局部紧全身松。要求做动作时，局部为保证动作的规范需维持相对的紧，而全身其他部位要保持身形合度前提下的放松。

2.外方内圆，直曲并用

形神桩的很多动作，从外在来看似乎直来直去，角度分明，但内在气机却是圆融流畅的，因此做动作时，要做到外方内圆。如做肘臂的弯曲动作时，肘的外侧弯曲呈现了明显的角度，要求在做弯曲动作的同时，在肘的内侧要加一圆撑的意和力，这个意和力就是成为使肘圆撑的内力，从而形成外方内圆的态势。并且要注意直曲并用，即肢体做直的动作时，尽量要求似直非直，不做成伸到极限，即使是必须伸直者，也要保持关节的松弛。

3.大小兼顾，自然灵通

形神桩注重全身各部位锻炼，不仅整套功法有大的动作，也有小的动作，而且在其中一节中，也有大小之分。如对于肩肘、胯膝关节的运动为大，对腕、掌、指、踝、足、趾关节的运动为小；腰的运动为大，脊椎骨运动为小。不仅如此，形神桩也将外在明显的形体动作与内在隐伏难见的气运动紧密结合，使其自然相通。

4.周身一体，动中求静

形神桩功法的锻炼，是从上到下逐个部位地练习，但要注意，在做每个动作时，都要把意念放到全身，而且练得比较熟练后，其中的每一个动作，都牵涉着全身，都要做到周身一体。所谓"动中求静"，

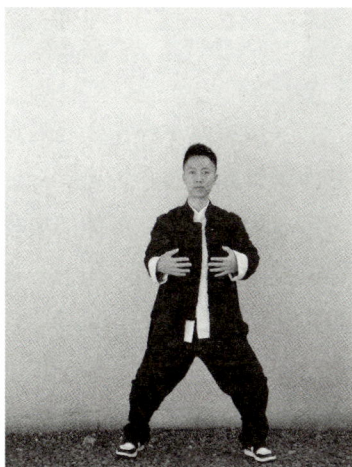

站桩

就是说在练功的过程中，保持精神专一，在做动作的同时，或寄神于动作，或寄神于关窍，或体会气脉的流注，逐步使形神合为一体。

第五节　放松功

放松功是近代人在继承古人静坐意守的基础上发展起来的一种方法，属于静功的一种。它通过积极主动地运用意识导引全身各部分放松，使人体形气神达到三位一体的生命优化状态。在功法操作上，放松功注重精神内守，意导气行，并与均匀细长的呼吸配合，有节奏地依次意守身体相应的部位，逐步地放松肌肉骨骼，把全身调整到自然轻松、舒适的状态。通过放松功的锻炼能较好地排除杂念，安宁心神，它既可以作为一种养生保健功法，又可作为锻炼其他功法入静的基础，是中医养生学常用的锻炼方法之一。

一、功法特点

1.神为主宰，形松意充

放松功属于静功，它通过积极主动地将意识和形体相结合，把身体调整到自然、轻松、舒适的状态，使人体达到形气神三位一体的生命优化状态。形体的放松，不是松松垮垮的放松，而是要求用意识充斥到形体当中的形松意充，这样才能真正达到形体和精神都得到放松的状态。

2.形式简单，易学易练

本功法练功时的身体姿势采用卧、坐或站式均可，不需要大范围的练功场所，不受环境条件和地点的限制。其操作简单，易学、易练，安全有效。

二、练功要领

1.形神相合，善用观想

放松功的练习首先是将神意与形体结合，要善于运用观想配合默念"松"，使形神相合，以引导心身的全面放松。操作时收视返听，目内视，意内想，耳内听，每想到一处时默念"松"，观想该处放松。并且，借助观想"松"的动力向全身扩散，做到形松意充。

2.神意察照，若有若无

在运用意识引导相应部位放松时，对所意守的部位意念不能太重。要似守非守，若有若无，神意要灵明。松到哪个部位，意念观想哪个部位，意导气行，以意导松，静心体会松后的微观变化。

3.自然调息，息意相合

练习该功法的过程中，往往要借助呼吸的调整，一般从自然呼吸开始，逐步过渡到腹式呼吸。注意将呼吸与默念相结合，吸气时安静地意守松的部位，呼气时默想部位"松"，自然调息，息意相合。

第 四 章

饮食养生

中国自古以来就有"民以食为天"的说法，饮食在中国人的生活中占有极其重要的地位。在长期的实践中，智慧的古人不仅掌握了食物最佳的烹饪口感，更是发现了各种寻常食物的养生功效。饮食养生即了解食物的性能，合理地调配饮食，使之更有利于人体健康，从而达到治病防病的目的。

第一节　食物的性能

按照中医学四气五味理论，把饮食分为寒、热、温、凉四气，以及酸、辛、甘、苦、咸五味。依据"寒者热之，热者寒之"理论，寒凉之物适合体热之人，温热之物应对体寒之躯。五味则有不同的功效并对应不同的脏腑，即酸入肝、苦入心、甘入脾、辛入肺、咸入肾。

辛味能散能行，具有发散、行气、行血、通窍等作用。通常用于治疗表证、食欲不振、气滞血瘀、窍闭等。常见的辛味食物有大葱、生姜、花椒、辣椒、胡椒、蒜、香菜、洋葱、陈皮、桂皮等。

甘味具有滋养、缓急和润燥作用。通常用于治疗机体虚弱及缓急止痛，如山药补中益气、大枣健脾补血、薏苡仁利尿除湿、蜂蜜滋阴润燥、甘草缓急止痛。

酸味具有生津、收敛、固涩和止泻等作用。通常用于治疗虚汗、久咳气喘、久泻遗精及带下过多诸证。常见的酸味食物有乌梅、刺梨、山楂、酸枣、芡实等。

苦味具有清热、燥湿等作用。通常用以治疗热证、大便秘结及肿瘤等。常见苦味食物有杏仁、百合、莲子心、苦菜、苦瓜等。

咸味具有软坚、润下、散结等作用。通常用以治疗痞块、肿瘤及痰核等。常见的咸味食物有海带、海虾、海参、紫菜、海蜇、乌贼等。

第二节　饮食养生原则及特点

中医食疗学以中医理论为指导，注重整体，三因制宜，辨证施食，调和五味，根据食物的性味、功效及宜忌等，发挥其便于食用的优势，预防或协助中药治疗疾病，并延年益寿。

一、辨证施膳，审因用膳

辨证论治是中医学认识疾病和治疗疾病的基本原则，也是中医学的重要特点之一。药膳在治病、保健等方面，均以中医理论作为指导，在临床治疗时要根据不同的病情辨证施食，根据病证的阴阳、虚实、寒热，分别给予不同的饮食治疗。如虚证宜用补益之品，实证宜用祛邪之品，表证宜用发散之品，里实证宜用通泄之品，里寒证宜用温里之品，里热证宜用清泄之品。针对一种疾病，在临床上表现出的多种不同的证，在选择食物时亦有差别。如患泄泻，属食积中焦证，宜食山楂、萝卜；脾胃虚弱证，宜食莲子、藕；气滞胃脘痛宜食橘子、不宜食柿子；胃阴不足宜食含水分较多的水果，不宜食干果。多种疾病，都有其饮食宜忌，正如《金匮要略·禽兽鱼虫禁忌并治》所说："所食之味，有与病相宜，有与身为害，若得宜则益体，害则成疾。"讲求饮食宜忌，是疾病能否早日痊愈，抑或趋于恶化的重要因素。必须十分注意，切记不能忽视。辨证施膳，能调节机体的脏腑功能，促进人体趋向平衡、稳定。

辨证施膳是中医理论和药膳实践相结合的体现。当疾病的证候诊断明确以后，则确定其相应的治疗原则，选择相应的饮食配比。辨证施膳的过程，实际就是理法方药在临床上的具体应用，是饮食治病强身，预防疾病的一个重要环节。

二、注重整体，三因制宜

1. 因人制宜

由于人体的体质强弱、性别、年龄、生活习惯等各不相同，即使是同一个人，在不同的时期，其体质及气血也会有所变化，所以在施膳时，需要充分考虑这些情况，选择最适宜的食疗方法。如体胖的人多为痰湿，适宜多吃清淡化痰的食物，当忌食肥甘厚腻之品；体瘦的人多阴虚，血亏津少，所以宜多吃滋阴生津的食物，忌食辛温燥热之品。

老年人气血渐衰，生理机能减退，加之青壮年时期所遗留的病根，往往虚实夹杂，以虚为主。所以老年人应饮食多样，粗细搭配，多种食物搭配，可使各种饮食中营养成分彼此取长补短，相互补充，从而满足人体的需求。忌过食荤腥，尤其要限制富含高胆固醇的动物内脏。饮食宜少食多餐，规律进餐，合理加餐，晚餐不宜过饱。老年人消化功能减弱，最怕贪味伤食、偏嗜成性，而应根据自身体质、运动量、热量消耗的多少等具体情况，实行少食多餐的原则。食品宜新鲜、忌变质。新鲜食物营养丰富、味道鲜美、易消化吸收。应少吃或不吃预制品、咸菜等高糖高钠的食物。食物应选择松软、温热为主，忌生冷、黏腻之物，尤其冷饮、油腻之物不可过食，容易损伤脾胃，引发消化不良、腹痛、腹泻等病症。饮食宜清淡，不宜过甜过咸。食物烹调以蒸、煮、炖、煨为主，少吃加工肉类和饱和脂肪，包括油炸、烧烤、腌渍的食物。

2. 因时制宜

不同的季节、气候下，人体的生理、病理随着四季的变化而有所改变，因此在施膳时必须注意根据四时的气候变化特点，采取相应的方法和膳食。如《素问·四气调神大论》指出"春夏养阳，秋冬养阴"的四时顺养原则。根据中医学理论，四时进食应考虑五脏功能。元代忽思慧在《饮膳正要》中说："春气温，宜食麦以凉之，不可一于温也，禁温饮食及热衣服……夏气热，宜食菽以寒之，不可一于热也，禁温饮食、饱食、湿地、濡衣服……秋气燥，宜食麻以润其燥，禁寒饮食、寒衣服……冬气寒，宜食黍，以热性治其寒，禁热饮食、温炙衣服。"又如《备急千金要方·食治》中指出："正月不得食生葱""二月三月宜食韭，大益人心""八月九月勿食姜"。

早春时节，为万物生发之始，所以不宜食寒性食物，多吃些葱、姜、蒜、韭菜、芥菜等温性食物，以祛阴散寒使春阳上升。暮春气温日渐升高，应以清淡饮食为主，在适当进食优质蛋白类食物及蔬果之外，可饮用绿豆汤、酸梅汤、绿茶等，不宜进食羊肉、狗肉、火锅以及辣椒、花椒、胡椒等大辛大热之品，以防邪热化火，变成疮、痈、疖肿等疾病。

夏日气候炎热酷暑，万物峥嵘，以心主火热为特征，宜食用绿豆、西瓜、梨、荷叶等清热养阴之品，忌食狗肉、羊肉等辛温之品。

秋天气候干燥，万物肃杀，以肺主收敛为特征，宜平补。饮食上可进食萝卜、杏仁、薏苡仁粥等，以清肺降气化痰，也可进食银耳、蜂蜜、芝麻等滋润之品，以平补润肺，忌辛辣干燥的食物以及炒货等。

冬天气候寒冷，万物伏藏，以肾主收藏为特征，寒邪易伤肾阳，因此不宜过食生冷瓜果及冷性或偏寒凉性的食物，宜进食温热性的食物如牛肉、羊肉等。

3.因地制宜

我国地域辽阔，由于气候条件及人文环境不同，因而人们的饮食习惯、体质以及所患疾病都各有差异。东南地区潮湿炎热，病多湿热，宜清化之品，宜食用清淡除湿的食物。西北的高原地区，气候干燥寒冷，人们易受寒伤燥，宜食用温阳散寒或者生津润燥的食物。同是温阳的食物，在西北地区，药量宜重用，而在东南湿热地区，药量宜轻。

三、洁净有节，顾护脾胃

《金匮要略》提出："秽饭、馁肉、臭鱼，食之皆伤人。""肉中有如朱点者，不可食之。"指出不注意饮食营养卫生，是多种疾病发生的直接原因，注意营养饮食卫生对保持健康具有重要意义。食物应干净、新鲜、无毒、无害才符合卫生要求。凡霉变、腐烂，或经苍蝇、老鼠、毒物、病菌污染及感染寄生虫等的食品，均禁止食用。本身含有毒素的食物，如发芽的土豆、有毒的蘑菇、未经合理加工的河豚鱼、霉变的大白菜，不新鲜的河虾、螃蟹、鱼类变质后都会导致中毒致死的危险。此外，病死的猪、牛、羊、鸡、鸭等，食用后也会导致疾病的发生。为了保证食物的卫生，防止食物的污染变质，首先应注意选购新鲜食物；同时注意食物的贮存，且不宜贮备过久，以防变质。食用时应洗净。多数食物均宜熟食，经蒸、煮、炖、炒等方法后，可以达到消毒灭菌的效果，也有利于食物的消化吸收。餐具的清洁消毒也是饮食卫生中十分重要的问题。

中医食疗特别重视脾胃功能。脾胃为后天之本，具有腐熟水谷、运化精微的功能，能够把食物的精华输送至全身，是后天身体养分的来源。《脾胃论》所言："饮食失节，寒温不适，脾胃乃伤。"又如《类证治裁》所说："饮食，人所以卫生；而脾胃，实生之本也。"由此可见脾胃功能的强弱，对祛除病邪、提高正气具有十分重要的作用。

四、调和五味，不可偏嗜

《素问·脏气法时论》曰："五谷为养，五果为助，五畜为益，五菜为充，气味合而服之，以补精益气。"所谓"五谷"是指稻、黍、稷、麦、菽，即大米、黄米、高粱、小麦和大豆，也泛指所有谷类和豆类食品。"五谷"富含碳水化合物、蛋白质和脂肪等营养成分，营养配比符合人体需要，日常饮食中五谷所占比例尤为重要，切忌因减肥而不吃主食。以五谷为主，搭配适当肉蛋、果蔬，荤素协调，才有利于健康。若饮食偏嗜，则可能导致人体阴阳平衡失调而引发疾病。如《素问·五脏生成》提出"多食咸，则脉凝泣而变色；多食苦，则皮槁而毛拔；多食辛，则筋急而爪枯；多食酸，则肉胝皱而唇揭；多食甘，则骨痛而发落"，说明饮食偏嗜会损伤脏腑功能，危害健康，滋生疾病。

五、合理烹制，适时储存

食物的烹调制作在中国具有悠久的历史。在日常膳食或者食疗中，合理利用食物的特性选择合理的烹调加工方式，能让食物的营养价值发挥出最大的作用。如蔬菜类食物宜先洗后切，炒菜时宜急火快炒，减少维生素的损失。淘米时不宜搓洗、久浸，水温不宜过高，而炸制后的米面食，可吸收的维生素几乎被破坏，并且高油高糖,尽量少吃。老人食用肉类食物时,应煮烂或制作成肉糜,利于消化吸收。

合理储存食物也很重要,粮食、干果类食物应放置于低温、通风、干燥、避光的地方,用袋子装好并封好袋口,防虫、防鼠及防止霉变。肉鱼蛋类的生鲜食物在常温下放置容易变质,需要把食物保存在冰箱。蔬菜水果含水分多,易损伤或腐败变质,一般保存蔬菜水果的适宜温度是10℃以下,易腐烂的新鲜水果和蔬菜(如草莓、生菜和蘑菇等)冷藏于4℃以下的干净冰箱中,与肉类分开储存。

第三节　常见食物的特性及功效

一、粮食类

粮食是我国居民膳食中的主食,主要有稻米、小麦、大麦、玉米、高粱、粟、黍等,性味大多甘、平,无大寒大热之偏,具有益胃健脾、扶助正气的作用,用于脾胃虚弱所致食少纳差、身体疲乏等症。

1. 粳米

【性味归经】味甘,性平。归脾、胃经。

【功效应用】补中益气、健脾益胃、除烦渴、养肠胃。

【注意事项】平时不宜多食精制的细粮,胃酸过多者不宜多食粳米。

【文献摘要】《滇南本草》:粳米治诸虚百损,强阴壮骨,生津、明目、长智。

2. 糯米

【性味归经】味甘,性温。归脾、胃、肺经。

【功效应用】补脾和胃、止泻、敛汗、安神养心。

【注意事项】婴幼儿、老年人及病后消化力弱者，不宜多食。

【文献摘要】《本草纲目》：糯米黏滞难化，小儿、病人最宜忌之。

3. 小米

【性味归经】味甘咸，性寒。归脾、胃、肾经。

【功效应用】健脾和胃、补益虚损、除胃热、止消渴、利尿消肿。

【注意事项】食用前不要淘洗次数太多或用力搓洗，而使小米外层的营养素流失。

【文献摘要】《本草纲目》：治反胃热痢，煮粥食，益丹田，补虚损，开肠胃。

4. 玉米

【性味归经】味甘，性平。归胃、膀胱经。

【功效应用】调中和胃、通利小便、清热除烦。

【注意事项】不宜单独长期服食，容易导致胃闷胀气。

【文献摘要】《本草纲目》：调中开胃。

5. 薏苡仁

【性味归经】味甘淡，性凉。归脾、胃、肺经。

【功效应用】健脾渗湿、清热通淋、利水消肿、排脓。

【注意事项】汗少、便秘者不宜用，女性生理期间、孕妇慎用。

【文献摘要】《本草纲目》：薏苡仁阳明药也，能健脾，益胃。虚则补其母，故肺痿肺痈用之。筋骨之病，以治阳明为本，故拘挛筋急，风痹者用之。土能生水除湿，故泄痢水肿用之。

6. 荞麦

【性味归经】味甘，性凉。归脾、胃、大肠经。

【功效应用】健脾除湿、消积下气。

【注意事项】不宜多食。脾胃虚寒者忌食。

【文献摘要】《本草纲目》：降气宽肠，磨积滞，消热肿风痛，除白浊白带、脾积泄泻。

7. 红薯

【性味归经】味甘，性平。归肺、胃、大肠经。

【功效应用】补脾益胃、通利大便、生津止渴。

【注意事项】多食令人中满、反酸，故不宜多食。

【文献摘要】《本草纲目》：补虚乏，益气力，健脾胃，强肾阴。

8. 芝麻

【性味归经】味甘，性平。归肝、肾、大肠经。

【功效应用】润肠通便、养血补虚、滋补肝肾。

【注意事项】脾虚便溏者食多易腹泻。

【文献摘要】《神农本草经》：伤中虚羸，补五内、益气力、长肌肉、填精益髓。

9. 黄豆

【性味归经】味甘，性平。归脾、胃、大肠经。

【功效应用】健脾利湿、润燥消水、清热解毒。

【注意事项】不宜食用过多，以碍消化而致腹胀。痛风、尿酸过高者不宜食用。

【文献摘要】《本草求真》：黄大豆，用补则须假以炒熟，然必少食则宜，若使多服不节，则必见有生痰壅气动嗽之弊矣。

10. 黑豆

【性味归经】味甘，性平。归脾、肾经。

【功效应用】祛风除痹、补肾滋阴、健脾利湿。

【注意事项】不宜多食，易上火；不宜生吃，易出现胀气。

【文献摘要】《神农本草经》：生大豆，涂痈肿；煮汁饮，杀鬼毒，止痛。

11. 赤小豆

【性味归经】味甘、酸，性平。归心、小肠经。

【功效应用】健脾利水、益脾胃、通乳汁、解毒消肿。

【注意事项】不宜长期食用，久食令人消瘦。

【文献摘要】《本草纲目》：治产难，下胞衣，通乳汁，行津液，利小便，消胀、除肿、治呕。

12. 豌豆

【性味归经】味甘，性平。归脾、胃经。

【功效应用】补中益气、利小便、通乳消肿。

【注意事项】脾胃较弱者不宜食用过多豌豆，过食可引起消化不良、腹胀等。

13. 蚕豆

【性味归经】味甘，性平。归脾、胃经。

【功效应用】补中益气、利水消肿。

【注意事项】不可生食，过食可引起腹胀。

【文献摘要】《本草从新》：补中益气，涩精，实肠。

二、蔬菜类

蔬菜，是副食品的草本植物的总称。蔬菜的来源和食用部分不同，性能也不同。除韭菜、葱、蒜等蔬菜性温暖，能温中散寒、开胃消食外，大多数蔬菜的性质偏于寒凉，并具清热除烦、通利大小便、化痰止咳等功能。质地柔滑的蔬菜尤善通利大便（如菠菜、落葵、冬葵）；许多野菜有清热解毒、凉血等功能（如马齿苋、荠菜）；多汁液而味甜的蔬菜长于生津止渴（如萝卜、藕、茭白）。

1. 白菜

【性味归经】味甘，性微寒。归肺、胃、膀胱经。

【功效应用】泻热除烦、和胃润肠、利小便。

【注意事项】肺气虚寒、脾气虚寒、腹泻腹痛者不宜服用。

【文献摘要】《滇南本草》：性微寒，味微酸。走经络，利小便。

2.芹菜

【性味归经】味甘，性凉。归肝、胃、肺经。

【功效应用】清热平肝降压、利尿通淋、清热解毒、润肺。

【注意事项】脾胃虚寒、肾阳不足者慎用。

【文献摘要】《随息居饮食谱》：清胃涤热，祛风，利口齿咽喉头目。

3.菠菜

【性味归经】味甘，性寒。归脾、胃、大肠经。

【功效应用】清热除烦、生津止渴、润燥滑肠、养肝明目。

【注意事项】脾虚易泻者不宜食，肾炎、肾结石患者不宜食用。

【文献摘要】《本草纲目》：通血脉，开胸膈，下气调中，止渴润燥，根尤良。

4.韭菜

【性味归经】味甘、辛，性温。归肾、胃、肝经。

【功效应用】行气活血、温中开胃、补肾壮阳。

【注意事项】阴虚内热及疮疡、目疾患者不宜服用或慎食。隔夜韭菜勿食。

【文献摘要】《本草纲目》：韭菜春食则香，夏食则臭，多食则神昏目暗，酒后尤忌。

5.荠菜

【性味归经】味甘、淡，性凉。归肝、脾、肺经。

【功效应用】清热止血、利尿消肿、平肝明目。

【注意事项】便溏者、孕妇慎食，体质虚寒者不宜食用。

【文献摘要】《滇南本草》：清肺热，消痰，止咳嗽，除小肠经邪热，利小便。

6. 苦菜

【性味归经】味苦，性寒。归胃、肝、肾经。

【功效应用】清热解毒、利尿消肿、消痈排脓。

【注意事项】脾胃虚弱者慎用。

【文献摘要】《神农本草经》：主五脏邪气，厌谷，胃痹。

7. 萝卜

【性味归经】味辛、甘，性凉。归脾、肺、胃经。

【功效应用】清热生津、健脾益气、止咳化痰、利尿通淋。

【注意事项】脾胃虚寒者不可多食、生食，不可与人参同服。

【文献摘要】《随息居饮食谱》：治咳嗽失音、咽喉诸病，解煤毒、茄毒。熟能下气和中，补脾运食，生津液，御风寒。

8. 胡萝卜

【性味归经】味甘，性平。归脾、胃、肺经。

【功效应用】健脾开胃、滋肝明目、润肠通便、清热解毒。

【注意事项】不宜多食或过食，脾胃虚寒者不宜生食。

【文献摘要】《本草纲目》：下气补中，利胸膈肠胃，安五脏，令人健食，有益无损。

9. 茄子

【性味归经】味甘，性凉。归脾、胃、大肠经。

【功效应用】健脾和胃、清肺止咳、活血消肿、利大便。

【注意事项】脾胃虚寒、体弱者不宜多食，肠滑腹泻者慎用。

【文献摘要】《滇南本草》：散血，止乳疼，消肿宽肠，烧灰米汤饮，治肠风下血不止及血痔。

10. 莲藕

【性味归经】味甘，性寒。归脾、胃、心经。

【功效应用】清热生津、凉血止血、补脾止泻。

【注意事项】脾胃虚寒者不宜生食，腹痛腹泻者宜少食。

【文献摘要】《日用本草》：清热除烦，凡呕血、吐血、瘀血、败血，一切血证宜食之。

11. 山药

【性味归经】味甘，性平。归脾、肺、肾经。

【功效应用】补脾益胃、益肺生津、补肾固涩。

【注意事项】大便燥结者及肠胃积滞者忌用。

【文献摘要】《本草纲目》：益肾气，健脾胃，止泄痢，化痰涎，润皮肤。

12. 土豆

【性味归经】味甘，性平。归胃、大肠经。

【功效应用】益气健脾、清热解毒。

【注意事项】脾胃虚寒者应少食，霉烂或生芽较多的土豆一律不能食用。

【文献摘要】《本草纲目拾遗》：土芋功能稀痘，小儿熟食，大解痘毒。

13. 西红柿

【性味归经】味甘、酸，性微寒。归肝、脾、胃经。

【功效应用】清热生津、解暑止渴、明目、健胃消食、泻火止血。

【注意事项】脾胃虚寒者不宜多食。

【文献摘要】《陆川本草》：生津止渴，健胃消食，治口渴，食欲不振。

14. 南瓜

【性味归经】味甘、平，性温。归胃、脾经。

【功效应用】健脾益气、清热消肿、润肺平喘、生津止渴。

【注意事项】多食易生湿发黄，令人腹胀。

【文献摘要】《随息居饮食谱》：凡时病、疳、疟、疸、痢、胀满、脚气、痞闷、产后、痧痘皆忌之。

15.冬瓜

【性味归经】味甘、淡，性微寒。归胃、肺、膀胱、大肠、小肠经。

【功效应用】利水消肿、清热解毒、除烦止渴、化痰开胃。

【注意事项】脾胃虚寒、便溏者不宜多食。

【文献摘要】《滇南本草》：性平和，味甘淡。治痰吼，气喘，姜汤下。既解远方瘴气，又治小儿惊风。

16.黄瓜

【性味归经】味甘，性凉。归脾、胃、膀胱经。

【功效应用】清热解毒、生津止渴、利水消肿、润肠通便、降脂减肥。

【注意事项】脾胃虚寒者不宜食用。

【文献摘要】《食物与治病》：黄瓜水分多且有清甜味，生吃能解渴清热，但多食则易于积热生湿。若患疮疹、脚气和有虚肿者食之易加重病情。小儿多食易生疳虫。

17.苦瓜

【性味归经】味苦、性寒。归脾、胃、心经。

【功效应用】清暑除热、清肝明目、清热解毒、散结止惊。

【注意事项】脾胃虚寒者不宜食用。

【文献摘要】《滇南本草》：治丹火毒气，疗恶疮结毒，或遍身已成芝麻疔疮，疼痛难忍。泻六经实火，清暑益气，止渴。

18.丝瓜

【性味归经】味甘、性凉。归肝、胃、肺经。

【功效应用】清热解毒、化痰止咳、通络下乳、凉血止血。

【注意事项】脾虚便溏腹泻者不宜多食。

【文献摘要】《滇南本草》：治五脏虚冷，补肾补精，或阴虚火动，又能滋阴降火。久服能乌须黑发，延年益寿。

19. 慈姑

【性味归经】味甘、苦，性微寒。归肝、肺、心经。

【功效应用】利尿通淋、补虚止咳、行血通瘀、通便。

【注意事项】脾胃虚寒者不宜食用。

【文献摘要】《滇南本草》：厚肠胃，止咳嗽，痰中带血，或咳血，呕血。

20. 莴苣

【性味归经】味苦、甘，性凉。归肠、胃、脾经。

【功效应用】清热利尿、理气导滞、通乳。

【注意事项】患有眼病、腹泻的人不宜多食。

【文献摘要】《本草拾遗》：利五脏，通经脉，开胸膈。

21. 茼蒿

【性味归经】味辛、甘，性平。归脾、胃、肝经。

【功效应用】化痰止咳、疏肝理气、调和脾胃、利小便。

【注意事项】大便溏薄者不宜食用。

【文献摘要】《本经逢原》：茼蒿气浊，能助相火，禹锡言多食动风气，熏人心，令人气满。（千金）言安心气，养脾胃，消痰饮，利肠胃者，是指素禀火衰而言，若肾气本旺，不无助火之患。

22. 黄花菜

【性味归经】味甘，性平。归心、肝、脾经。

【功效应用】清热凉血、疏肝解郁安神、利尿消肿、明目。

【注意事项】新鲜黄花菜必须经水浸泡或用开水烫后彻底炒煮

后方可食用。

【文献摘要】《昆明民间常用草药》：补虚下奶，平肝利尿，消肿止血。

23. 鱼腥草

【性味归经】味辛，性寒。归肝、肺经。

【功效应用】清热解毒、消痈排脓、利尿通淋。

【注意事项】性寒不宜多食。

【文献摘要】《本草纲目》：散热毒痈肿，疮痔脱肛，断痁疾，解硇毒。

24. 香椿

【性味归经】味苦、涩，性平。归脾、胃经。

【功效应用】清热消炎、解毒杀虫、健胃。

【注意事项】恶性肿瘤、皮肤病者忌食。

【文献摘要】《本草纲目》：止女子血崩、产后血不止，赤带，肠风泻血不住，肠滑泻，缩小便，蜜炙用。治赤白浊，赤白带，湿气下痢，精滑梦遗，燥下湿，去肺胃陈积之痰。

25. 海带

【性味归经】味咸，性寒。归肺、肾经。

【功效应用】利水消肿、软坚化痰、祛湿止痒。

【注意事项】脾胃虚寒者不宜多食。

【文献摘要】《随息居饮食谱》：和血养心，清烦涤热。治不寐，利咽喉，除脚气瘿瘤，主时行泻痢。

三、果品类

果品类均为植物之果实（除甘蔗为植物之茎外），包括水果和干果。其中，含水分较多的植物果实为水果，如梨、桃等。外有硬壳而水分较少者为干果，如栗、核桃等。晒干的水果（如柿饼）为干果，或名果干。果品类多质柔而润，富含液汁，多具有补虚养阴、生津止渴、清热除烦、消食开胃、醒酒、润肠通便等功能。

1. 梨

【性味归经】味甘、微酸，性偏凉。归肺、胃经。

【功效应用】清热生津、润肺化痰、滋肾补虚、润肠通便。

【注意事项】过食伤脾胃，脾虚便溏及寒咳者忌服。

【文献摘要】《本草纲目》：润肺凉心，消痰降火，解疮毒、酒毒。

2. 苹果

【性味归经】味甘、微酸，性凉。归胃、脾经。

【功效应用】生津止渴、除烦醒酒、益脾止泻、清热化痰、和胃降逆。

【注意事项】脾胃虚寒者不宜多食。习惯性便秘、产后便秘者慎用。

【文献摘要】《随息居饮食谱》：润肺悦心，生津开胃，醒酒。

3. 芒果

【性味归经】味甘、酸，性凉。归脾、胃、肺经。

【功效应用】养胃止呕、活血通经、利尿止渴。

【注意事项】不可过食，饱饭后不宜食用芒果，且不可与大蒜等辛辣物品同食，否则令人患黄疸。肾炎患者慎食。过敏体质、皮肤病、肿瘤、糖尿病患者应忌食。

【文献摘要】《本草纲目拾遗》：益胃气、止吐呕。

4. 橘子

【性味归经】味甘、酸，性温。归肺、胃、肝经。

【功效应用】开胃理气、疏肝解郁、润肺止咳化痰。

【注意事项】橘子含热量较多，如果一次食用过多，会促发口腔炎、牙周炎等症。多食易生痰湿，故痰湿内蕴咳嗽者，胃肠功能欠佳者不宜多食。

【文献摘要】《饮膳正要》：止呕下气，利水道，去胸中痰热。

5. 桃子

【性味归经】味甘、酸，性温。归大肠、肝经。

【功效应用】生津润肠、活血、益胃消积。

【注意事项】月经过多者及孕妇不可服，不宜多食，容易使人生内热。

【文献摘要】《滇南本草图说》：多食动脾助热，令人膨胀，发疮疖。

6. 橙子

【性味归经】味甘、酸，性微凉。归胃、脾、肺经。

【功效应用】理气化痰、生津止渴、开胃下气、解毒醒酒。

【注意事项】脾胃虚寒、腹泻腹痛者不可食用。

【文献摘要】《滇南本草》：味辛、甘、微苦，性微温，疏肝行气、散结通乳、解酒。

7. 李子

【性味归经】味甘、酸，性凉。归胃、肝经。

【功效应用】清肝除热、生津止渴、利小便。

【注意事项】脾虚痰湿者及小儿不宜多食，多食易生痰湿、伤脾胃，损齿。

【文献摘要】《本草求真》：《素问》言李味属肝，故治多在于肝，正思邈所谓肝病宜李之意也。中有痼热不调，骨节间有痨热不治，得此酸苦性入，则热得酸则敛，得苦则降，而能使热悉去也。

8. 柿子

【性味归经】味甘，性寒、微涩。归肺、大肠、脾、胃经。

【功效应用】润肺化痰、清热生津、健脾益胃、凉血止血。

【注意事项】食柿子不宜过量，不宜空腹或与酸性药物同吃。缺铁性贫血的患者不宜食柿。不可与螃蟹同食。胸闷痰多者不宜多食。结石患者慎用。

【文献摘要】《随息居饮食谱》：鲜柿，甘寒养肺胃之阴，宜于火燥津枯之体。柿霜乃柿之精液，甘凉清肺。治吐血，咯血，劳嗽，上消，咽喉、口舌诸病甚良。

9.樱桃

【性味归经】味甘，性温。归脾、肝经。

【功效应用】健脾温胃、滋肝肾、涩精止泻、祛风湿。

【注意事项】热性病及虚热咳嗽者忌食。

10.酸角

【性味归经】味酸、甘，性凉。归胃、大肠经。

【功效应用】清热解暑、润肠通便。

【注意事项】取其润肠通便作用时不可煎煮，否则无效。

11.杨梅

【性味归经】味甘、酸，性温。归肺、大肠、胃经。

【功效应用】生津止渴、和胃止呕、醒酒、行气止痛、清热解毒。

【注意事项】多食令人发热，发疮。食用杨梅后应及时漱口或刷牙，以免损坏牙齿。孕妇及大便燥结者，忌食杨梅树皮。

【文献摘要】《开宝本草》：主去痰，止呕哕，消食下酒。

12.香蕉

【性味归经】味甘，性凉。归脾、胃、肺、大肠经。

【功效应用】清热滑肠、润肺止咳、益胃生津、养阴润燥。

【注意事项】不宜空腹食用，脾胃虚寒者慎用，胃酸过多者不可食用。急慢性肾炎及肾功能不全者忌食，香蕉不宜和甘薯同食。

【文献摘要】《本草求原》：止渴润肺解酒，清脾滑肠；脾火盛者食之，反能止泻止痢。

13. 葡萄

【性味归经】味甘、微酸，性平。归肾、肝、胃经。

【功效应用】补益气血、生津除烦、滋补肝肾、健胃利尿。

【注意事项】多食令人泄泻，生内热。

【文献摘要】《随息居饮食谱》：补气，滋肾液，益肝阴，强筋骨，止渴，安胎。

14. 荔枝

【性味归经】味甘、微酸，性温。归脾、胃、肝经。

【功效应用】生津止渴、补脾益肝、益血养心、理气止痛、降逆止呕。

【注意事项】阴虚火旺者慎食，糖尿病患者慎食。妊娠出血及湿热性疾病患者均不宜多食。

【文献摘要】《日用本草》：生津，散无形质之滞气。

15. 桂圆

【性味归经】味甘，性平。归心、肝、脾、肾经。

【功效应用】补益心脾、养血安神、定志敛汗、润肺止咳。

【注意事项】脾胃虚寒、腹泻腹痛者不可多食。多食易滞气。

【文献摘要】《本草纲目》：食品以荔枝为贵，而滋益则龙眼为良，盖荔枝性热，而龙眼性和平也。

16. 石榴

【性味归经】味甘、微酸涩，性温。归肺、胃、大肠经。

【功效应用】清热止渴、养胃生津、杀虫止痢、利胆明目。

【注意事项】胃阴不足引起的便秘不宜服食。感冒及急性盆腔炎、尿道炎等患者慎食。

【文献摘要】《滇南本草》：治日久水泻。治痢脓血，大肠下血。

17. 柚子

【性味归经】味甘、酸，性寒。归肺、脾、胃经。

【功效应用】行气宽中、健脾消食、化痰止咳、醒酒。

【注意事项】脾胃虚寒者慎食。

【文献摘要】《日华子本草》：去胃中恶气；消食，去肠胃气；解酒毒。

18. 山楂

【性味归经】味酸、甘，性微温。归脾、肺、胃经。

【功效应用】开胃消食、化滞消积、活血化瘀、收敛止痢。

【注意事项】胃中无积、脾胃虚弱和牙齿有疾者不宜食用。胃酸过多者慎用。忌与人参、西洋参同食；忌用铁、铜器煮食；胃炎反酸、脾胃虚弱者忌食；孕妇慎服。

【文献摘要】《日用本草》：化食积，行结气，健胃宽膈，消血痞气块。

19. 杨桃

【性味归经】味甘、酸、涩，性寒。归脾、胃、小肠经。

【功效应用】清热解毒、祛风通淋、生津止渴、下气和中。

【注意事项】脾胃虚寒或有腹泻者宜少食。肾功能异常者不可食。

【文献摘要】《本草纲目》：主治风热，生津止渴。

20. 猕猴桃

【性味归经】味甘、酸，性寒。归胃、肾、膀胱经。

【功效应用】清热生津、利湿通淋、和胃降逆。

【注意事项】脾胃虚寒者慎用。风寒感冒、寒湿型痢疾、慢性胃炎、小儿腹泻者不宜食用。

【文献摘要】《全国中草药汇编》：调中理气，生津润燥，解热除烦。治消化不良，食欲不振，呕吐，烧烫伤。

21.西瓜

【性味归经】味甘，性寒。归心、胃、膀胱经。

【功效应用】清热解暑、除烦止渴、养心安神、利尿解酒、降压。

【注意事项】脾胃虚寒、消化不良及有胃肠道疾患的人不宜一次食用过多。心力衰竭或肾炎患者不宜多食西瓜，以免加重心脏和肾脏负担，使病情加重。夏至之前和立秋之后，体弱者也不宜食。西瓜含糖量高，糖尿病患者慎食。

【文献摘要】《本经逢原》：西瓜，能引心包之热，从小肠、膀胱下泄。能解太阳、阳明中热及热病大渴，故有天生白虎汤称。

22.哈密瓜

【性味归经】味甘，性寒。归胃、心经。

【功效应用】养阴生津、润肺止咳、除烦热、利小便。

【注意事项】哈密瓜性凉，不宜吃得过多，以免引起腹泻。患有脚气病、黄疸、腹胀、便溏、寒性咳喘以及产后、病后者不宜多食。哈密瓜含糖较高，糖尿病患者慎食。

【文献摘要】《本草纲目》：止渴、除烦热、利小便、通三焦间壅塞气、治口鼻疮。

23.无花果

【性味归经】味甘，性平。归脾、肺、大肠经。

【功效应用】清热解毒利咽、润肠通便。

【注意事项】大便溏薄者不宜生食。脂肪肝、正常血钾性周期性麻痹患者不宜食用。

【文献摘要】《滇南本草》：敷一切无名肿毒，痈疽疥癞癣疮，黄水疮、鱼口便毒，乳结，痘疮破烂；调芝麻油搽之。

24.菠萝

【性味归经】味甘、微酸，性微寒。归胃、膀胱经。

【功效应用】清暑解渴、消食止泄、利小便。

【注意事项】对菠萝过敏、糖尿病患者不宜食用。食用菠萝前，可用盐水冲洗一下，使一部分有机酸分解在盐水里，减少中毒现象。

【文献摘要】《中医食疗学》：清热解暑，生津止渴。

25.枇杷

【性味归经】味甘、微酸，性凉。归脾、肺、胃经。

【功效应用】润肺止咳、生津止渴、和胃降逆。

【注意事项】脾虚腹泻者不宜食用。多食枇杷易助湿生痰，继发痰热，不可食用过量。

【文献摘要】《随息居饮食谱》：滋肝肾，充血液，祛风湿，健步履，息虚风，清虚火。

26.甘蔗

【性味归经】味甘，性寒。归肺、脾、胃经。

【功效应用】清热除烦、生津润燥、和中下气。

【注意事项】含糖量高，糖尿病患者忌食。脾胃虚寒、痰湿咳嗽者慎用；发霉、变酸、有酒味、发黄及生虫的甘蔗不可食，以免中毒；食用甘蔗勿过量，过食易致高渗性昏迷；吃甘蔗时注意卫生，防止蛔虫感染。

【文献摘要】《滇南本草》：治百毒诸疮，痈疽发背，捣烂敷之；治心神恍惚，神魂不定，中风失音，冲开水下。又熬饧食，和胃更佳。

27.桑椹

【性味归经】味甘、酸，性寒。归肝、心、肾经。

【功效应用】补益肝肾、滋阴补血、乌须润肠、利水消肿。

【注意事项】脾胃虚寒、大便溏薄者忌用。因桑椹中含有溶血性过敏物质及透明质酸，过量食用后容易发生溶血性肠炎。其含有较多鞣酸，会影响人体对铁、钙、锌等物质的吸收，儿童不宜多食。

【文献摘要】《滇南本草》：益肾脏而固精，久服黑发明目。

28. 榴莲

【性味归经】味甘，性热。归肝、肾、肺经。

【功效应用】滋阴强壮、疏风清热、利湿退黄、杀虫止痒。

【注意事项】口舌生疮、大便秘结、糖尿病患者不宜食用。榴莲一次不宜食用过多，因其丰富的营养，肠胃无法完全吸收时会上火或便秘。榴莲含钾量较高，肾病及心脏病患者不宜多服。

【文献摘要】《中国保健食品》：强身健体，补肾壮阳，健脾养胃，补气养血。

29. 山竹

【性味归经】味甘、微酸，性平。归脾、胃经。

【功效应用】清热降火、安神除烦、止咳止呕、健脾生津。

【注意事项】湿热腹痛腹泻者不可服。糖尿病禁食。

30. 花生

【性味归经】味甘，性平。归脾、肺经。

【功效应用】润肺化痰、补脾益气、补血催乳。

【注意事项】花生含有大量油脂，有轻泻作用，肠炎、腹泻、消化不良者不宜多食。花生含有多量脂肪，需要人体胆汁加以消化，切除胆囊者不宜多食。

【文献摘要】《滇南本草》：盐水煮食治肺痨，炒用燥火行血，治一切腹内冷积肚疼。

31.葵花子

【性味归经】味甘,性平。归大肠经。

【功效应用】滋阴、健脾润肠、息肝风、祛热毒、止痢、透疹。

【注意事项】大便溏薄、口舌生疮、咽喉疼痛、痰热咳嗽者不宜选用。炒后性温燥,多食易引起口干、口疮、牙痛等症状。

32.栗子

【性味归经】味甘,性温。归脾、胃、肾经。

【功效应用】养胃健脾、补肾壮腰、强筋活血、止血消肿。

【注意事项】食积停滞、脘腹胀满者禁服。生食不易消化,熟食、多食会滞气满中,不宜多食。

【文献摘要】《名医别录》:主益气,厚肠胃,补肾气,令人忍饥。

33.松子

【性味归经】味甘,性温。归肝、肺、大肠经。

【功效应用】润肺止咳、益气补虚、润肠通便。

【注意事项】大便溏薄、消化不良、痰湿咳嗽者不宜选用。

【文献摘要】《日华子本草》:逐风痹寒气,虚羸少气,补不足,润皮肤,肥五脏。

34.南瓜子

【性味归经】味甘,性平。归胃、大肠经。

【功效应用】补脾益气、下乳汁、润肺燥。

【注意事项】胃热患者宜少食,否则会感到脘腹胀闷。

【文献摘要】《现代实用中药》:驱除绦虫。

35.杏仁

【性味归经】甜杏仁味甘、辛,性平;苦杏仁味苦,性温。归肺、脾、大肠经。

【功效应用】止咳平喘、润肠通便、润肺清火。

【注意事项】阴亏、郁火者不宜长期内服。产妇、幼儿、湿热体质者和糖尿病患者，不宜食杏及其制品。

【文献摘要】《本草纲目》：杀虫，治诸疮疥，消肿，去头面诸风气。

36.榛子

【性味归经】味甘，性平。归脾、胃、肝经。

【功效应用】补益脾胃、滋养气血、明目。

【注意事项】大便溏薄者不宜食用。存放时间较长后不宜食用。

【文献摘要】《随息居饮食谱》：补气，开胃，耐饥，长力，厚肠，虚人宜食。

37.开心果

【性味归经】味甘，性温。归脾、肾经。

【功效应用】疏肝理气。

【注意事项】高血脂、糖尿病、肥胖的人不宜食用。开心果不宜与黄瓜搭配，易导致腹泻。

38.核桃

【性味归经】味甘，性温。归肾、肺、肝、大肠经。

【功效应用】益肺平喘、养胃助纳、补肾益精、固精强腰、润肠通便。

【注意事项】多食会引起腹泻。痰火喘咳、阴虚火旺、便溏腹泻者不宜食用。

【文献摘要】《神农本草经疏》：肺家有痰热，命门火炽，阴虚吐衄等症，皆不得施。

39.腰果

【性味归经】味甘，性平。归脾、胃、肾经。

【功效应用】补脑养血、补肾健脾、下逆气。

【注意事项】因含油脂丰富，故不适合肝功能严重不良者，痰多者不宜多吃，肥胖人群应慎用。变质腰果不宜食用。

四、肉食类

肉类食物是指可做副食用的大部分人工饲养牲畜动物的肉及脏器，此类食物大多温和，具有良好的补益作用。都是"血肉有情之品"，能大补精血。凡一切虚损病证均可以之扶助正气，对人体生长发育和增强体质有重要意义。

1.猪肉

【性味归经】味甘，性平。归脾、胃、肾经。

【功效应用】滋阴液、补中气、润肠胃、养血润燥。

【注意事项】湿热、痰滞内蕴者慎食。由于猪肉特别是肥肉中含脂肪量比较高，凡高血压、冠心病、高血脂患者宜少食。食用时应以瘦肉为主。

【文献摘要】《随息居饮食谱》：猪肉，补肾液，充胃汁，滋肝阴，润肌肤，利二便，止消渴，起尪羸。

2.牛肉

【性味归经】味甘，性温。归脾、胃、肾经。

【功效应用】补中益气、化痰熄风、强筋壮骨、利水消肿。

【注意事项】有火热之证时忌食。患疮疡、皮肤瘙痒者不宜食用。

【文献摘要】《本草拾遗》：消水肿，除湿气，补虚，令人强筋骨、壮健。

3.羊肉

【性味归经】味甘，性温。归脾、胃、肾经。

【功效应用】温脾暖胃、补气养血、温肾助阳、益气补虚、温中暖下。

【注意事项】孕妇不宜多食羊肉，暑天不宜多食。急性炎症、外感发热、热病初愈、皮肤疮疡、疖肿等均应忌食羊肉。

【文献摘要】《本草纲目》：羊肉能暖中补虚，补中益气，开胃健身，益肾气，养胆明目，治虚劳寒冷，五劳七伤。

4.鸡肉

【性味归经】味甘，性温。归脾、胃、肾经。

【功效应用】温中益气、强筋壮骨。

【注意事项】鸡肉性温，肝火旺盛或肝阳上亢，外感发热、热毒未清或内热亢盛者不宜多食。

【文献摘要】《神农本草经》：丹雄鸡，主女人崩中漏下，赤白沃。补虚温中，止血，杀毒。黑雄鸡，主风寒湿痹，安胎。

5.兔肉

【性味归经】味辛，性凉。归脾、胃、心、肾经。

【功效应用】凉血解毒、补中益气、健脾利肠、明目退翳。

【注意事项】兔肉性偏寒凉，脾胃虚寒者不宜食用。兔肉不能与鸡心、鸡肝、桔等同食。

【文献摘要】《本草拾遗》：主热气湿痹。

6.驴肉

【性味归经】味甘、酸，性平。归心、肝经。

【功效应用】补血益气。

【注意事项】气血不足之人以及劳累损耗太过者可以经常食用驴肉，以达到养生保健的效果。

但是应该注意平素脾胃虚寒，有慢性肠炎、腹泻者忌食驴肉。

【文献摘要】《本草省常》：动风发痼疾，多食泄泻，同猪肉食成霍乱，同荸荠食成筋急病。孕妇忌之。

7.鸭肉

【性味归经】味甘、咸，性平。归脾、胃、肺、肾经。

【功效应用】补中益气、健脾补虚、滋阴养胃、利水消肿。

【注意事项】脾虚便溏、外感未清、肠风下血者均不宜食用。

【文献摘要】《随息居饮食谱》：鸭肉能滋五脏之阴，清虚劳之热，补血行水，养胃生津。

8.鹅肉

【性味归经】味甘，性平。归脾、肝、肺经。

【功效应用】益气补虚、和胃止渴、止咳化痰。

【注意事项】湿热内蕴，皮肤疮毒者勿食。

【文献摘要】《本草纲目》：利五脏，解五脏热，服丹石人宜之，煮汁，止消渴。

五、蛋乳类

蛋乳类是指乳类食品和蛋类食品的总称。此类食物大多味甘、性平，无大寒、大热之弊，营养成分丰富且易于被机体吸收，是促进小儿生长发育的必需食物。对病人的康复、老人的保健均有极大的益处。也是妇女妊娠期、产褥期、哺乳期的滋补佳品。

1.鸡蛋

【性味归经】味甘，性平。归肺、脾、胃经。

【功效应用】滋阴润燥、养心安神、安胎止呕。

【注意事项】心脑血管疾病患者不宜多食，胆囊炎、胆结石患者不宜多食油煎鸡蛋。吃鸡蛋应以煮、蒸为好，煎、炒、炸虽然好吃，但较难消化。

【文献摘要】《本草纲目》：卵白，其气清，其性微寒；卵黄，其气浑，其性温；卵则兼黄白而用之，其性平。精不足者，补之以气，故卵白能清气，治伏热、目赤、咽痛诸疾。形不足者，补之以味，故卵黄能补血，治下痢，胎产诸疾。

2.鸭蛋

【性味归经】味甘，性凉。归心、肺经。

【功效应用】滋阴清肺、止咳、平肝、止痢。

【注意事项】脾阳不足，寒湿下痢，以及食后气滞痞闷者不宜食。

【文献摘要】《医林纂要》：补心清肺，止热嗽，治喉痛。百沸汤冲食，清肺火，解阳明结热。

3.鹌鹑蛋

【性味归经】味甘，性平。归脾、胃、肝、肾经。

【功效应用】补五脏、益中气、强筋骨。

【注意事项】凡外感未清，脾胃虚弱、痰热、痰湿甚者不宜多食。

【文献摘要】《家常食物巧治病》：具有补五脏、益中续气、强筋壮骨的作用。

4.牛奶

【性味归经】味甘，性平。归心、肺经。

【功效应用】益胃健脾、生津润燥、补益虚损。

【注意事项】脾胃虚寒腹泻，内有痰湿积饮者慎用。不宜与酸性食物同时服用。老年人及高血压患者宜选用脱脂牛奶。

【文献摘要】《本草纲目》：治反胃热哕，补益劳损、润大肠，治气痢，除疸黄，老人煮粥甚宜。

5.羊奶

【性味归经】味甘，性温。归脾、胃、肾经。

【功效应用】润燥补虚。

【注意事项】痰湿积饮者不宜食用。

【文献摘要】《本草纲目》：羊奶甘温无毒，补寒冷虚乏，润心肺，治消渴，疗虚痨，益精气，补肺肾气和小肠气。

六、水产类

水产类食物分动物和植物。包括淡水鱼、海水鱼类和介壳、蛙等动物及海带、紫菜等植物。淡水鱼中的有鳞鱼和鳝鱼性平或略偏温，大多具有强壮作用，能健脾补肾、益气养血；适于体质偏寒之人服食，疮疖、麻疹及热病后患者不宜多食。无鳞鱼类性平偏凉，适于体质偏热者食用。介壳类中的龟鳖更是滋阴佳品，适合于阴虚火旺体质者食用。海带、紫菜有软坚散结的作用，可用于瘿瘤、瘰疬。传统认为，水产动物类食品多属发物，食后易导致痈疡疮疖、皮肤病等。因此，凡体质过敏、痘疹已发、皮肤瘙痒、疥癣、湿疹者宜慎用。

1. 草鱼

【性味归经】味甘，性温。归肝、脾、胃经。

【功效应用】暖胃和中、平降肝阳、祛风除痹。

【注意事项】瘙痒性皮肤病、荨麻疹、癣病不宜食用。

【文献摘要】《本草纲目》：其形长身圆，肉厚而松，状类青鱼。有青鲩、白鲩两色，白者味胜。

2. 青鱼

【性味归经】味甘，性平。归脾、肝、胃经。

【功效应用】补气健脾、祛风利湿、养肝明目。

【注意事项】脾胃湿热、皮肤瘙痒者不宜选用。

【文献摘要】《随息居饮食谱》：甘平，补气，养胃，除烦满，化湿，祛风，治脚气、脚弱。

3. 银鱼

【性味归经】味甘，性平。归脾、胃经。

【功效应用】宽中健胃、润肺止咳、补益虚损、利水消积。

【注意事项】多食容易动湿生疮。

【文献摘要】《随息居饮食谱》：养胃阴，和经脉。

4. 鲢鱼

【性味归经】味甘，性温。归脾、肺经。

【功效应用】健脾补气、温中暖胃、利水、止咳。

【注意事项】瘙痒性皮肤病、荨麻疹、癣病患者慎食。

【文献摘要】《随息居饮食谱》：暖胃、补气、泽肤。其腹最腴，烹鲜极美，肥大者佳，腌食亦佳。

5. 鲫鱼

【性味归经】味甘，性平。归脾、胃、大肠经。

【功效应用】补脾健胃、利水消肿、理疝气、止消渴、通乳。

【注意事项】感冒发热期间不宜多食。

【文献摘要】《随息居饮食谱》：开胃，调气，生津，运食，和营，息风，清热，杀虫解热，散肿愈疮，止痢，消疳，消积。

6. 鲤鱼

【性味归经】味甘，性平。归脾、肾经。

【功效应用】补脾健胃、利水消肿、通乳安胎、退黄、镇惊。

【注意事项】本品系发物，素体阳亢、风热患者慎食，支气管哮喘患者忌食。

【文献摘要】《本草纲目》：煮食，下水气，利小便；烧末能发汗，定气喘咳嗽，下乳汁，消肿，止反胃及恶风入腹。

7. 鳝鱼

【性味归经】味甘，性温。归肝、脾、肾经。

【功效应用】补益气血、强壮筋骨、止血、祛除风湿。

【注意事项】外感病、虚热证、痢疾、湿疹者不宜食用。不宜与狗肉及含鞣酸较多食物同食。

【文献摘要】《本草拾遗》：主湿痹气，补虚损，妇人产后淋沥，血气不调，羸瘦，止血，除腹中冷气肠鸣。

8. 黄鱼

【性味归经】味甘，性平。归脾、胃、肾经。

【功效应用】和胃止痛、补脾益气、益肾补精、止痢。

【注意事项】体质过敏、痰疾、疮疡者不宜食用。

【文献摘要】《随息居饮食谱》：多食发疮助热。

9. 鲈鱼

【性味归经】味甘，性平。归脾、胃、肾经。

【功效应用】健脾利水、补肾安胎。

【注意事项】皮肤病疮肿患者不宜食用。

【文献摘要】《神农本草经疏》：鲈鱼，味甘淡气平与脾胃相宜。肾主骨，肝主筋，滋味属阴，总归于脏，益二脏之阴气，故能益筋骨。

10. 带鱼

【性味归经】味甘，性平。归脾、胃、肾经。

【功效应用】养肝补血、和中开胃、补脾益气、益肾补精。

【注意事项】过敏体质者慎用，高血脂、心脑血管疾病患者不宜食用。

【文献摘要】《随息居饮食谱》：多食发疮助热。

11. 鲍鱼

【性味归经】味咸，性温。归肝经。

【功效应用】养血柔肝、滋阴清热、益精明目、行痹通络、下乳汁。

【注意事项】体坚难化，脾弱者饮汁为宜。

【文献摘要】《医林纂要》：补心缓肝，滋阴明目。又可治骨蒸劳热，解妄热，疗痈疽，通五淋，治黄疸。

12. 虾

【性味归经】味甘、咸，性温。归肝、肾经。

【功效应用】补肾壮阳、通乳、温补托毒。

【注意事项】过敏体质，哮喘者忌食。

【文献摘要】《本草纲目》：作羹，治鳖瘕，托痘疮，下乳汁，法制壮阳道，煮汁吐风痰，捣膏敷虫疽。

13. 蟹

【性味归经】味咸，性寒。归肝、胃经。

【功效应用】滋阴补髓、充胃液、养筋活血、清热利湿。

【注意事项】皮肤病患者慎用。脾胃虚寒及外邪未清者不宜食用。中风、面瘫忌服。

【文献摘要】《随息居饮食谱》：补骨髓，利肢节，续绝伤，滋肝阴，充胃液，养筋活血；治疟愈疥。

14. 海参

【性味归经】味甘、咸，性温。归心、肾经。

【功效应用】补肾益精、养血润燥、和胃止渴。

【注意事项】脾虚便溏、出血兼有瘀滞及湿邪阻滞者忌用。

【文献摘要】《随息居饮食谱》：滋阴，补血，健阳，润燥，调经，养胎，利产。凡产后、病后衰老尪羸，宜同火腿或猪羊肉煨食之。

15. 蛏子

【性味归经】味甘、咸，性寒。归心、肾、肝经。

【功效应用】除烦、清热、利湿、通乳、消暑止痢。

【注意事项】痛风、尿酸过高者、过敏者不宜食用。不宜生食，令人作泻。

16. 海蜇

【性味归经】味咸，性平。归肝、肾经。

【功效应用】清热化痰、消积润肠。

【注意事项】用时忌一切辛热发物。脾胃寒弱者忌食。

【文献摘要】《随息居饮食谱》：清热消痰，行瘀化积，杀虫止痛，开胃润肠，治哮喘，癥瘕，泻痢，崩中，带浊，丹毒，癫痫，痞胀，脚气。

17. 泥鳅

【性味归经】味甘，性平。归脾、肺经。

【功效应用】补中气、祛湿邪、清热、壮阳。

【注意事项】过敏者不宜食用。

【文献摘要】《滇南本草》：健胃补脾，主治五劳、五热、小儿脾胃虚热、疳癖。通血脉而大补阴分。

18. 黄鳝

【性味归经】味甘，性温。归肝、脾、肾经。

【功效应用】祛虚损、除风湿、填精髓、强筋骨。

【注意事项】外感病、虚热证、湿疹者不宜食用。

【文献摘要】《随息居饮食谱》：鳝甘热，补虚助力。善祛风寒湿痹，通血脉，利筋骨。

第 五 章

艾灸推拿养生

第一节　艾灸养生

艾灸养生法，流传已久，是用艾卷或艾炷在身体某些特定穴位上施灸，以达到通经络、和气血、养脏腑、防病保健及益寿延年的养生方法。灸法在古代疾病的预防保健及治疗中具有十分重要的地位，不仅用于强身保健，亦可用于久病体虚之人的康复调养。因其作用范围广泛，大多无创伤，操作简便，易于掌握，故沿用至今，且仍被大众推崇。

一、艾灸养生的作用

1.温通经脉，散寒除湿

艾灸的温热性质具有散寒除湿的特点，常用于外感，脾胃虚寒之呕吐、腹痛、泄泻，中风偏瘫肢冷、痹证、痿证等各种实寒、虚寒和湿邪为患之症的康复治疗，多据病位选穴。正如《针灸资生经》云："予冬月膝亦酸疼，灸犊鼻而愈。以此见药与灸不可偏废也，若灸膝关三里亦得，但按其穴酸疼，即是受病处，灸之不拘。"

2.行气活血，消肿散结

气血得温则行，遇寒则凝，灸法其性温热，有助于气血流通，可用于因气滞血瘀所致的多种病证，如包块、扭伤后肿痛、外伤血瘀、腱鞘囊肿、胁下包块、各种痛证等。《灵枢·刺节真邪》指出："脉中之血，凝而留止，弗之火调，弗能取之。"

3.升阳举陷，护卫固表

灸法有升举阳气、密固肤表、抵御外邪、调和营卫之功，常用于气虚下陷、卫阳不固之证，即《灵枢·经脉》所说："陷下则灸之。"

4.温阳补虚，回阳救逆

艾为辛温之阳药，可通十二经，具有回阳之效，可用于阳气虚脱、四肢逆冷之证，如脾阳虚所致的中焦虚寒之证，肾阳虚所致久泻、久痢、早泄、遗精以及各种脱证、休克等。如《玉龙经》云："脏气虚惫，真气不足，一切气疾久病老者，宜灸气海。"

5.预防保健，培元固本

即"预防灸"法，多选用全身强壮穴施灸。唐代孙思邈在《千金要方》中记载：艾灸足三里、悬钟穴可预防中风的发生，化脓灸足三里可预防瘟疫发生。《针灸资生经》也说："以壮元阳，若必待疾作而后灸，恐失之晚也。"可见艾灸具有预防中风、瘟疫、瘴气等疾病的作用，究其原因在于艾灸可培元固本，增强人体正气，正气存内，则邪不可干。

6.强身健体，益寿延年

即"保健灸"法，指无病常灸，有保健防衰、益寿延年的作用。常灸足三里、关元、气海、神阙等具有全身强壮作用的腧穴，可全面改善机体状况，祛病延年。如《扁鹊心书》所言："人无病时，常灸关元、气海、命门、中脘，虽未得长生，亦可保百余年寿矣。"《针灸真髓》云："三里养先后天之气。灸三里可使元气不衰，故称长寿之灸。"并指出："灸后能使体质变强。"《类经图翼》卷八曰："在神阙穴行隔盐灸，若灸至三五百壮，不唯愈疾，亦且延年。"适用于所有人群。

二、艾灸养生的方法

艾灸法可分为艾炷灸和艾条灸。

1.艾炷灸法

即选择适量的艾绒通过手工或艾炷器制作而成的上尖下平较为紧实的圆锥形艾团,平稳放置于施术的部位点燃而用于治疗疾病的方法。艾炷在使用时以"壮"计数,如点燃一个艾炷,称为一壮。艾炷灸法,根据艾炷是否直接接触皮肤,又可分为直接灸、间接灸两种。

直接灸又称为着肤灸,是将艾炷直接放置于相关腧穴或病变部位的皮肤上施灸,待艾炷快燃尽或病人感到烫时,立即换一个新艾炷点燃。根据穴位所在部位,选用大小适宜的艾炷,并根据病情决定施灸壮数。

间接灸又称隔物灸、间隔灸。是用物品将艾炷与施灸处的皮肤隔开施以艾炷灸的一种方法。此法具有艾灸与药物的双重作用,疗效特殊。常用隔灸物体有姜、蒜、附子、盐,以及根据病情自制的药饼。隔姜灸具有温中散寒、解表止呕、温经通络的作用,适用于治疗外感风寒的表证和虚寒性疾病;隔蒜灸具有解毒杀虫、消肿散结、抗痨止痛的作用,适用于治疗肺痨、腹中积块、未溃疮疡及蛇蝎毒虫所伤病证;隔盐灸具有回阳救逆、散寒固脱的作用,适用于急性腹痛、吐泻、痢疾、四肢厥冷和虚脱等病证;隔附子灸具有温肾壮阳的作用,适用于因命门火衰而致的阳虚诸证,如阳痿、早泄、遗精、疮疡久溃不敛等病证。

2.艾条灸法

艾条分为纯艾条和药物艾条两类。通常临床上使用的纯艾条或药艾条均由厂家生产,其规格是统一的,一般长20cm,直径1.5cm。

艾条灸依据其操作方式的不同，可分为温和灸、回旋灸、雀啄灸3种。

温和灸是将艾条一端点燃后，对准施灸的部位，使之与皮肤距离2cm左右进行熏烤，使局部皮肤有温热感而无灼痛为宜，一般每穴灸10~15分钟，至皮肤红晕为度。如遇局部知觉减退者时，施灸者需将辅手的食指与中指分开，置于施灸部位两侧，以此来测知患者局部受热程度，以便随时调节施灸距离，防止烫伤。

回旋灸是将点燃后的艾条对准穴位或患部，使之与皮肤保持一定的距离，在施灸部位的上方做左右往返的平行移动或反复旋转的施灸，以皮肤有温热感而不产生灼痛为宜。一般每次可灸10~15分钟。

雀啄灸是将点燃的艾条对准施灸处，艾条一起一落，时近时远上下移动，状如鸟雀啄食。如此反复多次，给予穴位多次短暂的温热刺激。一般每次施灸5~10分钟。

三、常用艾灸养生穴位

1.关元

【定位】在下腹部，前正中线上，当脐中下3寸。

【作用】具有培元固本、调气回阳的作用。它为先天之气海，是养生吐纳吸气凝神的地方。不仅用于日常养生保健，还能防治脏腑虚损诸疾，为全身强壮保健要穴。古人称为人身元阴元阳交关之处。经常灸关元，可补肾壮阳，抗衰延年。也可用于各种虚弱及生殖、泌尿系疾病的康复治疗，如虚劳羸瘦、心悸、眩晕、阳痿、带下、月经不调、小便频数、腹痛泄泻等。

2.气海

【定位】在下腹部，前正中线上，当脐中下1.5寸。

【作用】具有调气机、益元气、补肾虚、固精血的功效。为元气之海，是全身强壮保健要穴。俗语有云"气海一穴暖全身"，《针灸资生经》"治脏气虚惫，真气不足，一切气疾久不瘥，皆灸之"。可用于日常养生保健，以及因元气虚弱出现的各种疾病，如咳喘、呃逆，以及生殖、泌尿系疾病的康复治疗。

3. 神阙

【定位】在腹中部，脐中央。

【作用】神阙穴是人们常说的肚脐，被称为"先天之本源，生命之根缔，后天之气舍"，所以古人有"脐为五脏六腑之本""元气归脏之根"的说法，为人身之要处，是调整脏腑、平衡阴阳的枢纽。具有培补元气、回阳固脱、健运脾胃之功。常用于养生保健，老年元气虚弱、中气不足所致诸症，止汗止泻，以及生殖、泌尿、消化系疾病的康复治疗。

4. 中脘

【定位】在上腹部，前正中线上，当脐中上4寸。

【作用】腑会中脘穴，在胃脘中部，可直接调控胃腑气血的阴阳虚实，具有调理脾胃、补中益气之功。《针灸资生经》："凡脾疼不可忍，饮食全不进者，皆宜灸"，因此中脘实为调理一切慢性病之必要灸穴，急症亦多用。可用于脾胃病的预防保健及治疗，如胃痛、腹胀、泄泻、食欲减退、呃逆、吞酸、纳呆、腹泻等病的康复治疗。

5. 膻中

【定位】在胸部，前正中线上，平第4肋间，两乳头连线的中点。

【作用】气会穴，是人身理气要穴，可调理气机。临床上多用于气病或气机逆乱所致病证的康复，如胸闷、气短、胸痛、心悸、咳嗽、气喘、呃逆、噎膈等。《玉龙歌》："哮喘之症最难当，夜间不睡气遑遑，天突妙穴宜寻得，膻中着艾便安康。"

6.大椎

【定位】在后正中线上，第7颈椎棘突下凹陷中。

【作用】为诸阳经之交会处。具有振奋人身阳气、强壮保健、清热解表、镇静安神之功。可用于日常养生保健、预防疾病；也可用于各种虚寒之证、虚损之证、体虚感冒、流感、发热、风疹、头项强痛等的康复治疗。

7.风府

【定位】在项部，当后发际正中直上1寸，枕外隆凸直下，两侧斜方肌之间凹陷中。

【作用】具有清热散风、通脑开窍的作用。主要用于各种表证、神志病的康复治疗，如头痛、眩晕、感冒、目痛、咽喉肿痛、项强、中风不语、半身不遂等。

8.百会

【定位】在头部，当前发际正中直上5寸，或两耳尖连线的中点处。

【作用】具有升阳举陷、醒脑开窍、镇静安神的作用。可用于日常养生保健，以及头痛、眩晕、失眠健忘、中风、痴呆、瘫痪、内脏脱垂等病的康复治疗。《圣济总录》："凡灸头项，不得过七七壮，缘头顶皮肤浅薄，灸不宜多。"

9.合谷

【定位】在手背，第1、2掌骨间，当第2掌骨桡侧的中点处。

【作用】此为大肠经原穴，长于清泻阳明之郁热，疏解面齿之风邪，通调头面之经络，是治疗热病发热及头面五官各种疾患之要穴。具有疏经通络、镇静安神、泻热止痛、祛风消疹等作用，是临床退热要穴。用于诸多疾病的康复，如面瘫、牙痛、面痛、痛经、发热、中风偏瘫、癫痫抽搐、荨麻疹、便秘等。

10. 曲池

【定位】在肘横纹外侧端，屈肘，当尺泽与肱骨外上髁连线中点。

【作用】大肠经合穴，可调节大肠腑气和大肠经气。具有疏风清热、调营和卫、通经活络及降压等作用，是临床退热要穴。主要用于多种疾病的康复治疗，如外感发热、目齿痛、头痛眩晕、上肢不遂、手臂肿痛、瘾疹、高血压、腹痛吐泻等。《千金翼方》："瘾疹，灸曲池二穴，小儿随年壮。"

11. 足三里

【定位】在小腿前外侧，当犊鼻下3寸，距胫骨前缘1横指。

【作用】养生保健、全身强壮要穴。具有健脾和胃、补益气血、通经活络，扶正祛邪等作用。灸足三里可使元气充盈不衰，延年益寿。可增强体质，预防疾病，用于日常养生保健；也可用于各种虚证、脾胃功能失调、下肢功能障碍、高血压、皮肤病等病变的康复治疗。

12. 三阴交

【定位】在小腿内侧，当足内踝尖上3寸，胫骨内侧缘后方。

【作用】为肝脾肾三条阴经交会之处。具有健脾益胃、调理冲任、调肝补肾、调和营血及降压的作用。常用于对生殖系统的保健养生，以及因脾胃功能失调所致的生殖系、泌尿系及风疹湿疹、高血压、失眠心悸等病变的康复治疗。《针灸资生经》："足踝以上病，宜灸三阴交、绝骨、昆仑。"

13. 涌泉

【定位】在足底部，卷足时足前部凹陷处，约当足底2、3趾趾缝纹头端与足跟连线的前1/3与后2/3交点上。

【作用】具有补肾填精、平肝熄风、泻热开窍的作用。是养生保健的常用腧穴，被称为"长寿穴"，多用按摩或灸法，能起到延年益寿的作用。也可用于肾精不足所致的多种虚证，四肢逆冷、眩晕、失眠、小便不利、便秘、足心热等证的康复治疗。

14.太溪

【定位】在足内侧，内踝后方，当内踝尖与跟腱之间的凹陷处。

【作用】具有调补肾气、滋阴益肾、壮阳强腰之功。临床上多用于肾虚所致的多种病证的康复治疗，如遗精阳痿、耳鸣耳聋、咽喉疼痛、齿痛、头痛目眩、失眠、腰腿痛等。

15.内关

【定位】在前臂掌侧，当曲泽与大陵的连线上，腕横纹上2寸，掌长肌腱与桡侧腕屈肌腱之间。

【作用】具有宁心安神、和胃降逆、理气镇痛的作用。可用于对心脏的养生保健，也可用于心脏病、心神病和胃气上逆之证的康复治疗，如各种心脏病、心绞痛、呃逆、呕吐、眩晕、胃痛、失眠、健忘等证的康复治疗。

16.风池

【定位】在项部，当枕骨之下，与风府相平，胸锁乳突肌与斜方肌之间的凹陷处。

【作用】是祛内外风之要穴，具有祛风解表、平息内风、醒脑开窍、镇静安神、通经活络的作用。可用于外感风邪、中风、发热、失眠、健忘、面瘫、吞咽困难等病变的康复治疗。按摩风池可起到健脑的作用，艾灸风池穴对神经萎缩患者疗效较好。

17.肩井

【定位】在肩上，前直乳中，当大椎与肩峰端连线的中点上。

【作用】具有强壮补益、通经活络的作用。可用于诸虚百损之症，以及"失精劳伤"。多用灸法起补益作用。也常用于疲劳后的恢复及颈肩病变、上肢病变的康复治疗。

18. 太冲

【定位】在足背侧，当第一跖骨间隙的后方凹陷处。

【作用】具有疏肝理气、调补肝血、平肝潜阳的作用。多用于肝胆病变、头目病变和内风所致抽搐病变的康复，如头痛眩晕、目赤肿痛、高血压、耳鸣耳聋、胁痛、郁闷、急躁易怒、肝炎、胆囊炎等。也可用于美容，治疗面黑。

四、艾灸注意事项

灸法能益阳伤阴，阴虚阳亢的患者及邪热内炽的病人禁施灸法；颜面五官、有大血管的部位、孕妇的腹部、腰骶部及阴部不宜施灸。施灸时先灸阳经，后灸阴经；先灸阳面，后灸阴面；先灸上部，后灸下部。艾炷是先小后大，壮数一般是先少后多。灸疗穴位一般2~3壮即具补益功效，不宜过多。艾炷灸的多少、大小当因人及所灸部位的不同而有所区别。一般体弱者宜小宜少；体壮者宜大宜多。就部位而言，头部宜小宜少；腰腹部可增大增多；四肢末端宜少。注意用火安全，施灸过程中需谨慎操作，避免烧伤、烫伤及火灾。保持室内空气通畅、清新；灸后不可马上饮茶，恐解火气。忌食生冷瓜果，忌大怒、大劳、大饥、大倦、受热、冒寒。

第二节 推拿养生

推拿养生法，作为世界上最古老的物理疗法之一，历史非常悠久。是通过中医的"穴位—经络—脏腑"或"筋脉—关节"等途径，运用恰当的手法作用于人体肌表，以调整人体的生理、病理状态，达到疏通经络，调和气血，改善脏腑功能，平衡阴阳的目的。由于其简便易行，安全可靠，成为深受广大群众喜爱的养生保健措施。

一、推拿养生的作用

1.疏经通络，行气活血

经络内属脏腑，外络肢节，沟通表里，将人体的五脏六腑、四肢百骸联络成一个有机的整体，以调节全身脏腑气血的功能。《素问·血气形志》中说："病生于不仁，治之以按摩醪药。"推拿大多是循经取穴，通过运用推拿手法按摩刺激相应穴位，可以起到疏通经络、调畅气血、防病强身的作用。

2.调和营卫，平衡阴阳

《素问·生气通天论》指出"阴平阳秘，精神乃治"，人体的阴阳相对平衡，就是一种健康状态。推拿就是遵循《素问·至真要大论》"谨察阴阳所在而调之，以平为期"的原则。《圣济总录》指出推拿具有"斡旋气机，周流营卫，宣摇百关，疏通凝滞"的作用。推拿采用不同的手法循经络、按穴位，从而调和营卫气血，调整人体阴阳，使之恢复相对平衡的状态，达到增强机体健康，预防疾病的目的。

3.疏调筋经，通利关节

经络具有"行气血而营阴阳，濡筋骨，利关节"之功能，使人体各部得以维持正常的功能活动。运用推拿手法可以缓解肌痉挛，通过刺激压痛点消除痛源，解除肌紧张，松解局部肌肉粘连，滑利关节，有效地放松肢体，保持肌肉组织的正常弹性，起到明显的舒筋缓急、通利关节的作用。

4.健脑安神，改善睡眠

有节律的轻柔推拿手法有较好的镇静作用。对于老年人群，适当地运用颈部推拿手法可明显增加椎基底动脉的血流量，改善随着年龄增加而易患的脑组织缺血、缺氧状态，进而预防继发于脑组织缺血的健忘、神经衰弱等一系列病症。研究表明保健推拿对调畅情志、缓解疲劳、改善睡眠的作用明显。

5.美容养颜，降脂减肥

推拿手法能促进血液和淋巴液的循环及肌纤维的运动，增强肌肉的弹性防止肌肉萎缩和松弛下垂，也可放松过于紧张的面部表情肌，延缓面部皱纹的形成。通过推拿可促进局部的血液循环，增加局部的氧化代谢，消耗皮下脂肪，有较好的减肥效应。推拿手法还能消耗并去除血管壁上的脂类物质，恢复血管的弹性，有防止血管硬化形成的作用。很多推拿手法都可用于面部美容，并能调整全身脏腑功能，达到由内而外的保健美容作用。

6.调理脏腑，增强体质

推拿手法作用于相应的经络腧穴，通过经络系统和局部作用可调理脏腑，强化内脏功能。不同的部位推拿，可调畅脏腑气机，健运脾胃功能，加强心主血脉的功能和肺的宣发肃降功能，促进肝的疏泄以及肾的潜藏功能。有利于增强机体的抗病能力，从而起到预防保健的作用。

7.培元固本，益寿延年

人体保持健康关键在于未病先防，维护正气。保健推拿是根据中医学理论循经在某些穴位上或局部进行推拿，或配合自我保健推拿以运动肢体，来达到疏通经络，调和气血，改善脏腑功能，平衡阴阳。《圣济总录》指出：推拿按摩可达到"气运而神和，内外调畅，升降无碍，耳目聪明，身体轻强，老者复壮，壮者益治"的作用。

二、常用推拿养生手法

1.按法

用手指或手掌面着力于体表一部位或穴位上，逐渐用力下压，称为按法。有指按法和掌按法之分。

手法要领：按压力的方向要垂直向下；用力要由轻到重，稳而持续，使刺激感觉充分达到机体深部组织，切忌迅猛暴力；按法结束时，不宜突然放松，应逐渐递减按压的力量。

适用部位：全身各部经穴。

功效：解痉止痛，温经散寒。

主治：疼痛等症。例如：胃脘痛按脾、胃俞或脊旁敏感点，每穴1~2分钟；腹痛按揉足三里、内关；颈项强痛按列缺、后溪；牙痛按揉合谷；尿潴留指按中极。

2.揉法

用大鱼际、掌根，或手指螺纹面吸附于一定的治疗部位，作轻柔缓和的环旋运动，并带动该部位的皮下组织，称之为揉法。以大鱼际为着力点，称鱼际揉法；以掌根为着力点，称掌根揉法；以手指螺纹面为着力点，称指揉法。其中以鱼际揉法的技巧性较高。

手法要领：手腕放松，以腕关节和前臂协调的摆动带动运动；动作要灵活，力量要轻柔；施法时既不可在体表造成摩擦，也不可故意在体表撤压；动作要有节律性，其频率每分钟约120~160次。

适用部位：全身各部位。以头面、胸腹和四肢诸关节最为常用。

功效：疏筋通络，止痛，活血散瘀，健脾和胃，宽胸理气。

主治：头痛，面瘫，胸胁痛，脘腹胀痛，四肢软组织损伤等。例如：头痛、面瘫在前额及面部用鱼际揉法；胸胁痛掌揉章门、期门及患处；四肢软组织急性损伤可在患处周围用揉法，而在损伤处要给予冰敷和制动。

3.拍法

五指自然并拢，掌指关节微屈，使掌心空虚，然后以虚掌节律地拍击治疗部位，称为拍法。

手法要领：指实掌虚，利用气体的振荡，虚实结合，要做到拍击声，声声清脆而不甚疼痛；拍法要以腕力为主，灵活自如；一般拍打3~5次即可，对肌肤感觉迟钝麻木者，可拍打至表皮微红充血为度。

适用部位：肩背、腰、股外侧、小腿外侧诸部。

功效：行气活血，舒筋通络。

主治：风湿酸痛，重着麻木、肌肉痉挛等症。例如：腰背部风湿酸痛按揉委中、局部推拿后，在腰背部可涂上少量冬青油，而后作自上而下的拍法直至表皮微红充血为度。

三、常用推拿养生部位

1.头面部

揉太阳，点睛明，揉印堂、阳白，揉推迎香，掐人中，揉推承浆、地仓，揉推颊车、听宫、翳风，按揉百会、风池。能疏通头面部经脉的气血流畅、改善局部血液循环，具有行气活血、清神醒脑、祛皱防衰的作用，对头面五官疾病及全身性疾病所引起的头痛头晕、眼花、视力下降等，均具有一定的防治作用。同时，也被面部保健美容广泛运用。

2.颈肩部

按摩大椎，揉拿肩井，擦颈劳，点揉颈夹脊、天宗等。具有舒筋活络，消除颈部疲劳，防治颈椎病、肩周炎、血管性头痛、脑血管病的功效。

3.腰背部

按揉肺俞、脾俞、胃俞、肾俞，按摩命门。具有益气补阳、调节增强脏腑功能、预防脏腑疾病的作用，对阳虚自汗，肺气不足，经常感冒者最为适宜。

4.胸腹部

钩揉天突，摩中脘，搓大包，揉擦章门，分推胸部，摩腹，掌振丹田，按揉膻中、天枢、气海、关元。能增强心、肺、脾、肾等脏腑之功能，具有健脾和胃、疏肝理气、益气升阳、补肾固精等作用，对呼吸系统和消化系统常见病症，以及冠心病、妇女带下、月经不调、男子遗精等病症，均具有一定的预防和治疗作用。

5.肢体部

上肢部：按拿内关、外关，揉拿合谷，掐揉少商、神门，指压鱼际、劳宫，按揉太渊、列缺、手三里、曲池、尺泽。具有平衡阴阳、清热散寒、疏通经络、宁心安神等作用，可增强心肺功能，对呼吸系统、心血管系统，以及头面部疾病、上肢部疾病、神经衰弱等，均有一定的预防和治疗作用。

下肢部：点按太冲、阳陵泉、阴陵泉、环跳，擦涌泉，按揉解溪、三阴交、光明、足三里、风市、血海、委中，按拿承山。能增强脾、肝、肾的功能，具有疏肝理气、活血通络、健脾益肾等作用，对消化系、泌尿系以及下肢局部疾患等，均有一定的防治作用。

四、推拿注意事项

推拿前需详细评估被推拿者身体健康状况，需身体状况良好，无严重疾病为前提。推拿时需在安静、舒适、安全的环境状态下进行操作，除思想应集中外，需身心放松，心平气和。熟知常用穴位的取穴方法和操作手法，以求取穴准确，手法恰当。应掌握正确的按摩推拿技巧，包括推拿的方向、力度、速度等。注意推拿力度先轻后重，轻重适度，避免力度过大，以免造成身体损伤。推拿时间不宜过长，一般30分钟左右，长时间的按摩推拿易致身体疲劳，甚至影响身体健康。推拿后有出汗现象时，应注意保暖，以免感冒，同时注意推拿后的休息和饮食，保证身体的恢复和健康。

应 用 篇

第 一 章

体质养生

中医体质学说提出人有平和体质、阳虚体质、阴虚体质、气虚体质、血虚体质、痰湿体质、气郁体质、血瘀体质、火热体质等九种体质。形成不同体质的因素有先天、年龄、性别、精神、生活条件及饮食、地理环境、疾病、体育锻炼、社会因素等。体质因素与发病有很大的相关性，往往同一种体质的人较容易罹患相同的疾病。基于体质的特殊性，我们可以通过了解自己的体质，从而选择合适的膳食、药物及运动方式，避免或减少疾病的发生。

第一节　平和体质养生

一、体质特点

肥瘦匀称，健壮有力，毛发润泽，目光有神，精力充沛；既耐寒又耐热，对环境的适应性强；胃纳佳，没有特殊的饮食嗜好；性格平和，情绪稳定，睡眠良好，二便正常规律；舌淡红，苔薄白，脉率均整。

二、养生原则

平和体质人无需特殊调养，顺应自然规律即可。饮食上春季可食用荠菜、鲜韭菜、竹笋、芫荽、新茶等有助于阳气生发的食物；夏季适当食用绿豆、西瓜、冬瓜、苦瓜等清解暑热的食物；秋季适当进食红萝卜、桂花、秋梨、红枣等应时食物；冬令好适当进食核桃、鸡肉、羊肉、狗肉等滋阴壮阳的食物。不宜烟酒无度，少吃油腻，营养均衡。

三、膳食调养

1.香椿拌豆腐

原料：豆腐2块，香椿150g。香油、精盐、味精各少许。

制法：香椿择洗干净，入沸水锅中氽一下，去掉涩味，捞出沥水，切成段。豆腐也入开水氽一下，去掉涩味，捞出后切成小片。把香椿、豆腐都放进盆里，放适量的精盐和味精拌匀，最后淋上香油即可。

功效：清热解毒，健脾和胃。

2.莲子百合汤

原料：干百合50g，干莲子75g，冰糖75g。

制法：百合浸泡一夜后冲洗干净，莲子浸泡4小时后冲洗干净。将百合、莲子放入清水锅中，武火煮沸后，改文火续煮半小时左右，加冰糖调味即可食用。

功效：润肺止咳，养心安神。

四、起居调养

春季应晚睡早起，增加户外活动，使情绪心态舒展畅快；夏季应晚睡早起；秋季应早睡早起；冬季应早睡早起，防止过早导致寒气侵袭。春夏晚睡并非提倡熬夜，而是与秋冬相比稍晚半小时到1小时左右，不管春夏秋冬都应尽量在11点前入睡。

五、运动调养

春夏宜动，宜升发阳气，可选择舒展、微微汗出的运动；秋冬宜静，宜收敛阳气，可选择舒缓的运动。

六、药物调养

夏季可视具体情况选食西洋参、太子参、白扁豆、莲子等益气养阴去湿之物；冬季可适当进食阿胶、人参、海参、牡蛎、龙眼肉等滋阴壮阳的食物。

第二节　阳虚体质养生

一、体质特点

胖瘦皆见，面色淡白无华，口唇色淡；平素怕寒喜暖，手足欠温，关节、背部怕冷；容易疲惫，缺乏激情；小便清长，大便时稀，脉沉细无力，舌淡胖。

二、养生原则

阳气对神具有温养作用，即《素问·生气通天论》所说"阳气者，精则养神"。阳气不足的人常表现出精神萎靡不振，情绪明显低落，注意力不集中，思考力下降等症状。因此，要善于运用多种方法，提振精神，调节情绪，消除或减少不良情绪的影响。食疗可选择温补脾肾、温热、甘缓的食物。例如粳米、小麦、高粱、洋葱、大蒜、鸡肉、海参、淡菜、带鱼、鳊鱼、糯米、扁豆、刀豆、香菜、大枣、樱桃、龙眼、荔枝、栗子、猪肚、沙糖、饴糖、生姜、茴香等。不宜多食生冷之品，不宜多饮清热泻火的凉茶，低盐饮食。

三、膳食调养

1.山药薏苡仁杞子芡实粥

原料：山药、薏苡仁各50g，枸杞子、芡实各20g。

制法：将上四味洗净入锅，加适量水，小火炖成稠粥。经常食用。

功效：益气健脾，补肾涩精。

2.韭菜炒鲜虾仁

原料：韭菜适量，鲜虾400g。盐、葱、姜、黄酒、植物油各适量。

制法：将韭菜洗净、切段，鲜虾剥去壳洗净，葱切成段，姜切成末备用。烧热锅，放植物油，先将葱下锅炒香，再放虾和韭菜，烹黄酒、调味品适量，连续翻炒至虾熟透，起锅装盘即可。

功效：补肾壮阳。

3.羊肉粥

原料：鲜羊肉100g，粳米100g，盐、姜、葱适量。

制法：鲜羊肉洗净，切薄片，姜、葱切成颗粒。粳米洗净，与羊肉、葱、姜、盐同放锅内，加水适量，先用武火煮沸，再用文火煮成粥即可。

功效：益气暖胃，温阳补虚。

四、起居调养

注意保暖、避风寒，多晒太阳，不可久居阴暗潮湿之处。

五、运动调养

因"动则生阳"，故阳虚体质之人，要加强体育锻炼，春夏秋冬，坚持不懈。如散步、慢跑、太极拳、五禽戏、八段锦、球类活动和各种舞蹈活动等，在运动的同时可结合作日光浴、空气浴等，强壮卫阳。

六、药物调养

可选用补阳祛寒、温养肝肾之品，常用药物有鹿茸、海狗肾、蛤蚧、冬虫夏草、巴戟天、淫羊藿、仙茅、肉苁蓉、补骨脂、胡桃、杜仲、续断、菟丝子等，成方可选用金匮肾气丸、右归丸、全鹿丸。若偏心阳虚者，宜桂枝甘草汤加肉桂常服，虚甚者可加人参；若偏脾阳虚者，选择理中丸，或附子理中丸；脾肾两虚者可用济生肾气丸。

第三节　阴虚体质养生

一、体质特点

形体消瘦，面色潮红，唇红微干；心中时烦，怕热，手足心热；目干涩，易口渴；急躁易怒或敏感压抑；少眠便干，尿黄，脉细数，舌红少苔。

二、养生原则

阴虚体质之人性情急躁、常常心烦易怒，这是阴虚火旺，火扰神明之故，应遵循《黄帝内经》"恬淡虚无""精神内守"之养神大法。平素加强自我修养，常读提高涵养的书籍，自觉养成冷静、沉着的习惯。在生活和工作中，对非原则性问题，少与人争，以减少激怒。要少参加争胜负的文娱活动，注意节制欲念，以保精养神。饮食调理以保阴潜阳为原则。常用补阴食物有蜂蜜、猪脑、猪肺、豆腐、芝麻、燕窝、鸭肉、松子、白木耳、黑豆、桑椹、蛤蜊肉、鹅肉、鸭蛋、牛奶、豆浆、甘蔗、香蕉、梨、西红柿等。不宜温燥、辛辣、香浓的食物，不宜经常用炸、煎、炒、烘、烤等烹调方式。

三、膳食调养

1.秋梨白藕汁饮
原料：梨500g，藕250g。

制法：取鲜藕、梨洗净，压榨取汁即可。

功效：清热止渴，凉血止血。

2.莲子粥

原料：莲子20g，糯米（或粳米）100g。

制法：莲子去心风干磨粉，将洗净的糯米（或粳米）与莲子同放锅内，加水适量煮粥。

功效：养心益肾敛阴。

3.百合粥

原料：鲜百合50g（干百合30g），粳米100g，冰糖（或白糖）适量。

制法：鲜百合洗净（干百合泡发），将洗净的粳米放锅内，加水适量，先用武火煮沸，再用文火煮至半熟，将百合放入同煮成粥，加糖。

功效：润肺、养阴、止咳。

四、起居调养

不可过于温补、房事过多、运动剧烈。

五、运动调养

运动锻炼以调养肝肾功能为主，运动项目不宜过激，运动量不宜过大，可选太极拳、八段锦、内养操等。不宜温泉或桑拿泡浴。

六、药物调养

可选用滋阴清热、滋养肝肾之品，如西洋参、沙参、麦冬、天冬、黄精、百合、白芍、玉竹、天花粉、石斛、山药、枸杞子、旱莲草、女贞子、五味子、冬虫夏草、龟甲诸药。常用中药方剂有六味地黄丸、大补阴丸等。由于阴虚体质又有肾阴虚、肝阴虚、肺阴虚、心阴虚等不同，故应随其阴虚脏腑和程度而调补之，如肺阴虚，宜服百合固金汤；心阴虚，宜服天王补心丸；肾阴虚，宜服六味地黄丸；肝阴虚，宜服一贯煎等。

第四节　气虚体质养生

一、体质特点

形体消瘦或偏胖，面色白，神疲乏力，语声低怯；不耐寒热，容易感冒；常自汗出，动则尤甚；舌淡苔白，脉虚弱。

二、养生原则

气虚的人，时常精神不振、健忘、注意力不集中，故应振奋精神。当烦闷不安、情绪不佳时，可以听一听音乐，欣赏一下戏剧，观赏一场幽默的相声或小品，以舒缓情绪。饮食以选择性质平和而偏温补的食物为佳。常用补气食物：糯米、粳米、小米、黑米、大麦、荞麦、栗子、花生、榛子仁、刀豆、白扁豆、山药、香菇等。针对气虚体质之人不耐寒冷，抵抗力差的特点，在冬季应增食部分温性食物，如冬虫夏草、胡桃肉、羊肉、狗肉等，佐以肉桂、干姜等辛温之品以补助阳气，增加机体御寒能力。补气类食物易导致气机壅滞，过食易阻碍脾胃运化功能，影响食欲，应配伍少许行气之品，如陈皮、砂仁等。不宜多食生冷苦寒、辛辣温燥等寒热偏性比较明显的食物；少食油腻，不易消化的食物；忌滥补、呆补。

三、膳食调养

1.黄芪炖鸡

原料：生黄芪30g，母鸡1只，佐料适量。

制法：将母鸡去毛及内脏，洗净，再将黄芪放入母鸡腹中缝合，置锅中加水及葱姜、大料、盐等佐料炖煮至鸡烂熟。

功效：补肺益气，健脾养胃。

2.白茯苓粥

原料：白茯苓粉15g，粳米100g。

制法：将洗净的粳米与白茯苓粉同放入锅内，加水适量，先用武火煮沸，再用文火煮至米烂成粥。

功效：健脾益气，利水消肿。

3.大枣粥

原料：大枣10~15颗，粳米100g，冰糖适量。

制法：大枣、粳米洗净放锅内，加水适量，先用武火煮沸，再用文火煮至米烂枣熟成粥，加入冰糖。

功效：健脾、补气、养血。

四、起居调养

注意季节转换、气候变化，谨防呼吸道疾病及过敏性疾病。春季适当增加运动；夏季不宜大量运动及暴晒，要保证睡眠，避免伤暑。秋冬季温补要适当，不可过于温燥。

五、运动调养

坚持轻度运动锻炼，选用较为柔缓的方式，如散步、慢跑、太极拳、广播体操等。但由于体质虚弱不耐劳动，故应防止过度运动疲劳。

六、药物调养

平素气虚之人可选用人参、黄芪、茯苓、白术、大枣、山药等补气中药。气虚明显者加用补气的方剂，如脾气虚宜选四君子汤或参苓白术散；肺气虚宜选补肺汤；肾气虚可选肾气丸等。

第五节　血虚体质养生

一、体质特点

形体较瘦，面色苍白无华或萎黄，唇色淡白；头晕目眩，心慌胸闷，不耐劳作，易失眠多梦；舌质淡，脉细无力。

二、养生原则

尽量减少思虑过多，因思伤脾，思虑过多影响脾的运化功能，造成化血无源。可练习冥想、静坐等让心神宁静。多食含铁食物，选择优质蛋白，摄入适量维生素。例如牛肉、黄鳝、黄豆、花生、大枣、胡萝卜、龙眼肉、鸡肉、羊肉、动物肝脏、黑木耳、海带、虾、南瓜子、芝麻酱、淡菜、紫菜等。禁食油腻厚味及油炸香燥之品。

三、膳食调养

1.桂圆桑椹汤

原料：龙眼肉15g，桑椹300g，蜂蜜适量。

制法：将龙眼肉及桑椹放锅内水煮，至龙眼肉膨胀后倒出，待凉后加入适量蜂蜜。

功效：滋阴养血。

2.酱醋羊肝

原料：羊肝500g，芡粉、酱油、醋、糖、黄酒、姜、葱少许。

制法：羊肝洗净、切片，外裹芡粉汁，放入热油内爆炒，烹以酱油、醋、糖、黄酒、姜、葱等调料，炒熟即可。

功效：健脾益气养血。

3.枸杞粥

原料：枸杞子30g，粳米100g。

制法：将枸杞子、粳米洗净放入锅中，加水适量，先用武火煮沸，再用文火煮至粥成。

功效：补肾养血，滋肝明目。

四、起居调养

注意休息，保证睡眠时间；看书写作要适量，谨防"久视伤血"；不可"劳心过度"，避免心血暗耗。

五、运动调养

选择适合自己的运动方式经常进行运动锻炼。运动量不要太大，运动方式不要太猛烈，防止多汗伤血。应选择动作柔和的运动，如散步、太极拳、八段锦、内养功等锻炼身体。

六、药物调养

可选用当归、何首乌、阿胶等药物。血虚明显者，可选择当归补血汤、四物汤、归脾汤、八珍汤、十全大补汤、人参养荣汤（丸）等。

第六节　痰湿体质养生

一、体质特点

形体肥胖，肌肉松弛，肤色白滑；嗜食肥甘，口中黏腻，腹部胀满；神倦身重，懒动嗜睡，神昏头重，反应慢；大便溏或黏滞，白带多，舌体胖，苔滑腻，脉濡而滑。

二、养生原则

痰湿体质多由于先天或后天原因导致脾胃受损，或过度安逸缺乏运动等原因造成。因此应调整饮食方式及结构，适当运动为主要原则。饮食上要控制饮食量，不可暴饮暴食，不可进食过快。宜低脂低糖、清淡少盐，即性质平和、热量较低、营养丰富、容易消化的平衡膳食。如薏苡仁、苋菜、蕨菜、黄花菜、竹笋、茭白、冬瓜子、黄瓜、海带、海藻、海蜇、紫菜等通利之品。禁食油腻厚味、辛辣食物或发物。坚持户外运动，运动后不宜马上洗澡。不宜久居潮湿之处。

三、膳食调养

1.豆蔻草果炖乌鸡

原料：乌骨雌鸡1只，肉豆蔻15g，草果6g。

制法：将肉豆蔻、草果炒焦，装入鸡腹扎定煮熟即可。

功效：温中化湿。

2.扁豆香薷粥

原料：扁豆30g，香薷15g，粳米60g。

制法：将扁豆、香薷、粳米洗净，加水煮成粥。

功效：祛湿化浊，调和脾胃。

四、起居调养

合理安排作息时间，生活有规律。有条件者要改善居住环境，避免湿邪外侵。

五、运动调养

痰湿之体质，多形体肥胖，身重易倦，故应长期坚持体育锻炼，如散步、慢跑、球类、武术、八段锦、五禽戏，以及各种舞蹈。活动量应逐渐增强，让疏松的皮肉逐渐转变成结实、致密之肌肉。气功方面，以站桩功、保健功、长寿功为宜，加强运气功法。

六、药物调养

合理选用芳香化浊、健脾化湿的药物，如茯苓、白果、半夏、薏苡仁、白术、佩兰、泽泻、赤小豆、冬瓜皮、威灵仙等。痰湿之生与肺、脾、肾三脏关系最为密切，故重点在于调补肺、脾、肾三脏。若因肺失宣降，津失通调，液聚生痰者，当宣肺化痰，方选二陈汤；若因脾不健运，湿聚成痰者，当健脾化痰，方选六君子汤，或香砂六君子汤；若肾虚不能制水，水泛为痰者，当温阳化痰，方选苓桂术甘汤。

第七节　气郁体质养生

一、体质特点

形体消瘦或偏胖，面色苍暗或萎黄，忧郁面容，时或性情急躁易怒，易于激动；时或忧郁寡欢，郁闷不舒，胸胁胀满，走窜疼痛，或乳房胀痛；时欲太息，嗳气，咽中如有异物梗阻。大便或干或溏，舌淡红，苔白，脉弦。

二、养生原则

气郁之人性格内向，敏感多疑，忧郁脆弱，神情常处于抑郁状态。应主动参加社会活动、集体文娱活动。经常与家人或朋友聊天、谈心，常看喜剧、滑稽剧，以及激励性的影视作品。多听轻松、开朗、激动的音乐，以提高情志。多读轻松愉悦的书籍，以培养开朗、豁达的性格。在名利上不计较得失，知足常乐。与他人相处，要宽以待人，遇到问题，不苛责他人，从自身找根源。长此以往，逐渐培养起乐观、豁达、宽容的情操，气郁之体亦可得以改善。饮食上多食具有理气解郁、调理脾胃的食物，如佛手、橙子、柑皮、玫瑰花、菊花、豆豉、荞麦、高粱、刀豆、蘑菇、萝卜、茴香菜、香橼等。可少量饮酒，以活血通脉，改善情绪，不可多食寒凉之品。

三、膳食调养

1. 三花茶
原料：玫瑰花7朵，代代花3朵，绿梅花3朵。
制法：将上三花放入杯中，用沸水冲泡即可。
功效：行气和血，疏肝解郁。

2. 佛手陈皮茶
原料：佛手柑3g，陈皮3g，绿茶3g。
制法：将上三味放入杯中，用沸水冲泡。
功效：健脾理气，疏肝解郁。

3.大蒜炒丝瓜

原料：丝瓜250g，大蒜50g。

制法：丝瓜去皮切段，大蒜敲碎，用植物油炒熟，调味即可。

功效：暖脾胃，行气滞，通经络。

四、起居调养

起居有常，生活规律，防寒保暖。

五、运动调养

运动能促进气血的运行，也可调畅情志，因此，气郁体质者应多参加户外活动或各种形式的运动。例如多参加体育锻炼及旅游活动，既欣赏了自然美景，调节了精神，呼吸了新鲜空气，又能沐浴阳光，增强身体素质。气功方面，以强壮功、保健功、站桩功为主，着意锻炼呼吸吐纳功法，以开导郁滞。

六、药物调养

可常以玫瑰花、佛手花等具有解郁作用的花类泡茶。常用香附、乌药、川楝子、柴胡、陈皮、小茴香、青皮、枳壳、郁金等善于疏肝理气解郁的药为主组成方剂，如越鞠丸、逍遥散等。若气郁引起血瘀，当配伍活血化瘀药。

第八节　血瘀体质养生

一、体质特点

形体较瘦，面色晦暗，或色素沉着，易生色斑及黑眼圈；肌肤甲错，皮肤干燥，瘙痒，口干，时有欲漱口不欲咽；固定部位有刺痛感；口唇暗淡或紫，舌暗有瘀点或瘀斑，舌下静脉曲张，脉细涩或结代。

二、养生原则

血瘀的形成多与气郁有关，是气机郁滞的结果，气行则血行，气滞则血瘀，血瘀体质者常心烦、焦躁、健忘或忧郁、苦闷、多疑，内心孤独感强烈。因此在精神调养上，应培养积极、乐观的生活态度。精神愉快则气血和畅，营卫流通，有利于血瘀体质的改善。饮食上选用具有活血化瘀、疏肝理气功效的食物，如桃仁、山楂、黑豆、黑木耳、玫瑰花、茉莉花、洋葱、韭菜等。少量常饮如米酒、黄酒和红酒等低度酒，能促进血行，改善血瘀之象，醋也有活血行瘀之功，可适当多食一些。如属瘀久化热、瘀热在内，则要避免温热燥火。不宜多食寒凉、油腻、收涩的食物。

三、膳食调养

1.山楂粥

原料：山楂20g，粳米60g，红糖适量。

制法：将山楂洗净，与粳米一起入锅，加适量水，小火煮成稠粥，红糖调味即可。

功效：活血散瘀，健脾和中。

2.蒜泥茄子

原料：茄子250g，蒜头1个，调料少许。

制法：茄子洗净下水焯熟，撕成细条状；加入捣成泥的蒜头，再加上精盐味精、少量麻油，拌匀即可。

功效：清热凉血，活血消肿。

3. 当归红花酒

原料：当归20g，红花50g，葡萄酒500ml。

制法：将当归切片，与红花一起放入葡萄酒中浸泡10天即可。

功效：养血活血，祛瘀通络。

四、起居调养

生活要有规律，注意劳逸结合，避免寒冷刺激。保证充足的休息，避免熬夜和过度劳累。居室环境宜温暖舒适，避免阴冷潮湿。

五、运动调养

气血贵在流通，"不通则痛"，血瘀体质之人常有身体疼痛。需适当的体育锻炼或做有益于心脏血脉的活动，如各种舞蹈、太极拳、八段锦、站桩功、长寿功、内养操、保健按摩术，均可实施，总以全身各部都能活动，以助气血运行为原则。通过运动促进气血流通，达到活血化瘀、通经止痛之效果。

六、药物调养

可选用活血养血之品，如当归、红花、桃仁、熟地黄、丹参、川芎、当归、三七等。瘀血明显者，可选用四物汤、桃红四物汤等活血化瘀的方剂；如有肢体关节疼痛者，可选用活络效灵丹；胸痹者，服用丹参滴丸、血府逐瘀胶囊；痛经者选择少腹逐瘀丸、艾附暖宫丸等。

第九节　特禀体质养生

一、体质特点

特禀体质指生理缺陷、过敏体质等一类先天遗传造成的特殊体质。特禀体质易患哮喘、荨麻疹、花粉症及药物过敏等；遗传性疾病如血友病、先天愚型等；胎传性疾病如五迟（立迟、行迟、发迟、齿迟和语迟）、五软（头软、项软、手足软、肌肉软、口软）、解颅、胎惊等。

二、养生原则

虽然先天遗传是造成特禀体质的主要原因，但如果后天加以调养，这种偏颇的体质也能得到一定程度的改善。饮食上宜清淡、均衡，粗细搭配适当，荤素搭配合理。避免食用海鲜（鱼、虾、蟹）、牛羊肉、芒果、菠萝、榴莲、花生、牛奶、鸡蛋、辣椒、花椒、韭菜、大蒜、浓茶、咖啡、酒类以及猪头肉、老鹅、荞麦、蚕豆等辛辣食物、腥膻发物及含致敏物质的食物。

三、膳食调养

1.山药红枣粥

原料：山药100g，红枣10枚，粳米100g，冰糖5g。

制法：将山药去皮切片，红枣洗净去核，粳米淘洗干净，冰糖研碎。砂锅置火上，入水适量，下入粳米、山药、大枣，熬煮至粥黏稠，加冰糖调味即可。

功效：健脾益肺，调和营卫。

2.黄芪炖鸡肉

原料：黄芪30g，白术15g，防风10g，鸡肉200g，食盐、生姜适量。

制法：黄芪、白术、防风洗净，用纱布包好成药包。鸡肉切块焯水，与药包、生姜一同放入砂锅中。加清水没过食材，大火煮沸后转小火炖1.5小时，加盐调味即可。

功效：益气固表，增强卫外。

四、起居调养

定期打扫房间，保持室内干燥，避免尘螨滋生。被褥、床单每周洗晒，使用防螨床品。不饲养猫、狗等宠物，防止动物皮毛过敏。新装修房屋通风3~6个月后再入住，避免甲醛刺激。春季：减少户外活动，佩戴口罩，预防花粉过敏；夏季：注意防晒，避免光敏性过敏（如日光性皮炎）；及时增减衣物，防止冷空气诱发哮喘。保证充足的睡眠，晚上11点前入睡，避免熬夜耗伤正气。工作生活张弛有度，避免过度疲劳。

五、运动调养

推荐慢跑、游泳、太极拳、八段锦、瑜伽，促进气血运行，增强免疫力。可适当进行耐寒训练，如冷空气过敏者可尝试冷水浴，逐步适应气候变化。避免剧烈运动，不进行马拉松、高强度健身等，防止过度劳累引发过敏。春季或季节交替时，减少野外锻炼时间。

六、药物调养

中医学认为过敏与肺气虚有关，治疗以益气固表为主，常用玉屏风散，中药常用黄芪、党参、浮小麦等。而某些遗传性疾病多认为与先天肾气不足有关，治疗以补脾益肾为主，用药多为菟丝子、肉苁蓉、桑椹、山药、茯苓、鹿茸、肉桂、大枣等。

第二章

因时养生

因时养生指在天人相应、人与自然相统一的整体思想的指导下，按照一天的阴阳消长及时令节气的阴阳变化规律而采用相应的活动，以颐养身心，强身健体，预防时令性疾病发生和防止慢性疾病随四时变化加重或复发，从而达到健康长寿的目的。

第一节　十二时辰养生

早在《黄帝内经》时，就指出了一天中阳气的变化规律："阳气者，一日而主外，平旦人气生，日中而阳气隆，日西而阳气已虚，气门乃闭，是故暮而收拒，无扰筋骨，无见雾露。"意思是人体阳气白天多趋于表，夜晚多趋于里。故白天应适当外出活动，夜晚应安静休息，以顺应阳气的升降出入。在此基础上，古代养生家根据经络的流行时间和流注次序，提出了十二时辰养生法。十二时辰和我们的五脏六腑是对应的，每个时辰都有一条经络、一个脏腑当令，根据此理论，人们可以利用身体的日节律，合理安排工作、学习，发挥人类的智慧和潜能；同时按照不同的时辰对相应的脏腑进行调养，就可以达到预防疾病、延年益寿的效果。

一、子时（23：00—1：00）睡得足，胆大不糊涂

子时，晚上23点到凌晨1点，胆经当令。古代有"子时一阳

生"的说法，对应胆之气，为生命之生机。子时为阴阳大会，阴气最盛，盛极必衰，在子时阴气达到最盛的同时，也意味着阳气开始了生发，犹如种子开始发芽，对人体一天的阳气有着重要的影响，因此在此时间段内熟睡，有助于阳气的生发。

《素问·灵兰秘典论》有云："胆者，中正之官，决断出焉。"人体胆气不足时，性格可能就会犹豫不决，不够果断。胆是储藏胆汁的器官，不吃早点胆汁容易淤积，造成胆结石。胆为中清之腑，日常饮食不要过于油腻，容易助生湿热。胆经位于人体两侧，平时可以双手呈空拳敲打大腿的外侧来保养胆经。每天敲打50次左右，以有酸麻的感觉为佳。

二、丑时（01：00—3：00）若睡熟，整天精气足

丑时，凌晨1点到凌晨3点，肝经当令。《素问·五脏生成论》说："人卧血归于肝"，这句话的意思是人在躺下休息时血会归于肝脏，这时候才能滋养肝脏。所以要想把肝脏养好，一定要在丑时进入熟睡状态，不能熬夜。肝不好的人，通常容易在这个时间段醒来。

肝主疏泄，喜条达而恶抑郁，其气容易亢逆，为将军之官。故情绪的抑郁或易怒，多与肝脏的疏泄失调相关。肝经开窍于目，如果肝血不足会导致视物模糊，反过来，用眼过度也会耗损肝血，影响肝的功能发挥。然而当今手机普遍、短视频爆发的时代，过度用眼已经成为常态，如何适度、节制、合理地使用电子产品是我们新的课题。肝经循行经过人体胁肋部，平时推搓两肋可起到疏肝解郁的作用。同时日常可点按太冲穴、行间穴等以养肝护肝。

三、寅时（03：00—5：00）睡得香，肤白透红光

寅时，凌晨3点到凌晨5点，肺经当令。寅时阳气渐长，气血

的流动增强。《素问》中载："脉气流经，经气归于肺，肺朝百脉，输精于皮毛。"指全身百脉之气血，汇聚于肺，再通过肺经散布于全身，以营养各脏腑组织。一些肺部疾病容易在这个时刻加重。

肺主气司呼吸，肺气充足的人声音洪亮，较少生病。肺脏有问题的人容易患呼吸系统疾病，比如咳嗽、支气管炎、哮喘等。肺主皮毛，通过宣发、肃降功能将气血输布到人体的皮肤毛孔，使人面色红润有光泽。肺气虚的人平时可以通过艾灸太渊穴、肺俞穴来调养。

四、卯时（5：00—7：00）宜排便，毒素不留恋

卯时，凌晨5点到7点，大肠经当令。《素问·灵兰秘典论》曰："大肠者，传导之官，变化出焉。"此时气血流注于大肠经，是排便的最佳时刻，如果有便意，最好不要赖床，若能在此时排便，将前一天的食物残渣及时排出体外，自然神清气爽。

大肠主津，津液输布正常，则皮肤润泽，大便干湿适中；津液输布异常，则可能会出现牙痛、口臭、便秘等问题。曲池穴、合谷穴为大肠经要穴，平日按压可保持气血通畅。

五、辰时（7：00—9：00）吃早餐，营养身体安

辰时，早上7点到9点，胃经当令。胃经为多气多血的一条经脉，需要足够的营养来补充。《黄帝内经》说："胃者，五脏六腑之海也，水谷皆入于胃，五脏六腑皆禀气于胃。"胃是储存食物的器官，是生成营养物质的源头，所以此时是吃早餐的最佳时机，而且要吃饱、吃好，才能为一天的劳作提供足够的能量。早餐还可以吃少许姜丝，有利于阳气的生发、散布。另外，有规律的进食早餐对预防胆囊结石的发生也有一定作用。

胃主受纳，胃受损则会出现食欲不振、纳食不香、胃脘疼痛等症。胃经从头部经过胸腹、下肢一直到足，其循经部位疼痛也与胃息息相关。俗话说"常按足三里，犹吃老母鸡"，平时可以通过按揉或者艾灸足三里来进行保养。

六、巳时（9:00—11:00）脾经旺，长肌身体壮

巳时，上午9点到11点，脾经当令。"脾为气血生化之源"，我们吃进去的食物通过胃腐熟之后，需要脾做进一步的消化。此时宜适当活动身体，帮助食物消化，忌久坐不动。

脾运化水谷精微的功能旺盛，则机体的消化吸收功能健全，才能为化生气血提供足够原料，脏腑、经络、四肢百骸，以及筋肉、皮、毛等组织才能得到充分的营养。我们平时遇到的"光吃不长肉"的人群，很大一部分就是脾吸收精微物质的功能出现问题。脾除主运化之外，还有主肌肉的特点，脾的气血旺盛，则肌肉丰隆有弹性，若脾气血不足，则会出现肌肉松弛、四肢乏力等情况。脾经位于下肢内侧，平时可点按或艾灸脾经的公孙、三阴交、血海等穴进行保养。

七、午时（11:00—13:00）若小睡，养神心不累

午时，上午11点到13点，心经当令。午时人体阳气最旺盛，而后逐渐减退，阴气初生。午饭后宜安静养神，有条件的可以午睡半小时，以助阴阳消长和气机的转化。此时不宜过度运动，容易耗伤心气，引发心律不齐、心肌梗死等问题。

《素问·灵兰秘典》指出："心者，君主之官也，神明出焉。"心在中医上有着非常高的地位，为统帅，总领全局，即"主明则下安，主不明则十二官危"。心经循形于上肢内侧，平素可适当拍打心经以养心神。

八、未时（13：00—15：00）分清浊，饮水能降火

未时，下午13点到15点，小肠经当令。《黄帝内经》云："受盛之官，化物出焉。"小肠主泌别清浊，把废弃的水液归于膀胱，通过尿道排出；糟粕送入大肠，通过肛门排出；精华上输于脾脏，由脾散布于各个脏器。故此时宜饮用适量温水，帮助体液代谢。

若小肠气化功能失常，则会导致津液生成不足，如大便干结、口干肤干等；也可能造成水液停留，进而形成痰湿等病理产物。心与小肠相表里，若心火过旺下移至小肠，则会出现尿痛、小便黄等症状。此外小肠经从手指发出经过肩颈上到头部，所以一些颈肩部的疾病也与小肠经有着密切关联。小肠经上平素可用于调养的穴位有后溪穴、养老穴等。

九、申时（15：00—17：00）膀胱化，浊秽皆扫除

申时，下午15点到17点，膀胱经当令。"膀胱者，州都之官，津液藏焉，气化则能出矣。"通俗地讲，膀胱的功能就是储存与排泄尿液。此时适当补充水分促进尿液生成，有助于人体废弃物的排泄。

膀胱经是人体最大的一条经脉，从头项部经过人体胸背腰、沿着下肢后侧一直到足部。膀胱经在人体后侧，极易受到外界风寒的侵袭，我们经常在背部拔火罐、刮痧一般都是作用在膀胱经上。有尿频、尿急、前列腺肥大等膀胱经不通的症状，都可以在申时按摩膀胱经，效果加倍。

十、酉时（17：00—19：00）肾气盛，固精又敛阳

酉时，下午17点到19点，肾经当令。肾为先天之本，对人体的生长发育发挥着十分重要的作用。肾主收藏，到了酉时，阴寒之气渐盛，气温下降，人的阳气渐收，活动渐少。晚餐宜少吃，以七

分饱为宜；且要少盐清淡、易消化。餐后，不宜剧烈运动，夜跑、健身房高强度的锻炼都不利于阳气的收敛及肾气的封藏，宜做一些舒缓的运动，如散步、瑜伽、八段锦等。

肾主骨生髓，肾精不足容易出现骨关节病及记忆力减退等症，养肾最关键的是要保精节欲，不妄作劳。肾经从足底的涌泉开始沿着下肢内侧上行至前胸，可参照"涌泉照海和太溪，生命之水肾上来"的说法，经常适度按摩涌泉穴、照海穴、太溪穴等，以达到保养肾精、强身健体的功效。

十一、戌时（19：00—21：00）心舒畅，安静神不慌

戌时，晚上19点到21点，心包经当令。心包是心脏的外膜组织，起到保护心脏的作用，心脏为君主之官，心包就像御前侍卫。此时可以与家人聊聊天、用温水泡泡脚，有助于舒畅心情、舒缓疲劳，保持平和的心情。

心包受邪，表现为心慌、胸闷等症。心包经位于上肢内侧的中间，平时可按压劳宫穴、内关穴等进行调养。

十二、亥时（21：00—23：00）三焦盛，养神气血通

亥时，晚上21点到23点，三焦经当令。三焦是人体的油网，"三焦者，决渎之官，水道出焉。"即三焦负责人体全身的水道通畅，"亥时到，则三焦盛。三焦盛，则百脉通。百脉通，则皮肤好。"此时尽量关闭电子产品，不再进食或饮水，保持五脏安静，利于睡眠。

若三焦经水道不利，则会产生痰饮、水肿或二便排泄异常等症状。三焦经循行于上肢外侧的中间，从无名指沿手背上行至肩臂直到头面耳部。所以三焦经病变亦可表现为肩周炎、耳鸣耳聋、咽喉肿痛等。睡前可拍打三焦经3~5分钟，以保持三焦通畅、气血条达。

　　昼夜的阴阳消长变化对人体的生理病理有着直接的影响。在一天中，早晨阳气生发，中午阳气旺盛，傍晚阳气开始衰减，夜晚阳气收敛，藏于体内，阴气续长。由此可见，十二时辰体现了阴阳的生发——→极盛——→衰落——→再生发的过程。现代人体生物钟理论表明，我们人体的各项机能都遵循着昼夜节律的调控机制，在一个昼夜当中，人体的体温、血压、激素等都有着规律性的变化，这正与我们的十二时辰相对应，由此可见我们的祖先是多么的智慧！

第二节　四季养生

　　四季养生，即通过对人的起居、饮食、运动、情志等进行调整，使人体顺应四时气候的自然变化，以期防御外邪，保证身心健康。《素问·四气调神大论》云："夫四时阴阳者，万物之根本也。"阴阳变化，而有春、夏、秋、冬四时；四时变化，万物而有生、长、收、藏。一年之中，四时更替，六气变化，皆有常度，春则温、夏则热、秋则凉、冬则寒，既不能太过，也不能不及。人体若能顺应天地，合于四时阴阳，则健康无病。若气候反常，或人不能随季节更替做相应调整时，则会产生不适，甚至招致疾病。养生不仅要了解人体在四时的生理特点，更应了解和掌握四时的发病规律，从而采取积极主动的有针对性的预防保健措施，达到防病养生的目的，正如《灵枢·本神》所云："智者之养生也，必顺四时而适寒暑，和喜怒而安居处，节阴阳而调柔刚。"

一、春季养生

　　春三月，起于立春，止于谷雨后，经立春、雨水、惊蛰、春分、清明、谷雨六个节气。此时天地交感，大地复苏，阳气初生，万物萌动。因而《素问·四气调神大论》有云："春三月，此谓发陈，天地俱生，万物以荣。"春季属木，主生发；五脏应于肝，肝喜条达恶抑郁。因此若春阳生发太过，则会导致肝火旺盛，急躁易怒；若春阳生发不利，则夏季阳气不足，易生虚寒病证，即《素问·四气调神大论》中云："逆之则伤肝，夏为寒变，奉长者少。"因此春季养生要合乎肝喜条达及主升发之性，既要避免肝升发太过，又要避免肝气郁遏，升发不足。

1.起居调养

《素问·四气调神大论》曰："春三月……夜卧早起，广步于庭，披发缓形，以使志生……此春气之应，养生之道也。"相较于冬季的长夜漫漫，春季天黑的时间渐渐推后，因此入睡时间可稍微延后；天明再起，着衣宽松，长发者将头发自然放下，无需捆扎，出户活动，生发阳气以助其条达。

春季伊始，容易出现乍寒乍暖的情况，正如民间所说之"倒春寒"，加之人体肌表腠理感应春气有打开之势，极易感受寒邪侵袭，因此不宜过早脱去冬衣。对此，可以参考《备急千金要方》的说法，即衣着"下厚上薄"，既养阳又收阴。特别是老年人群，阳气不足，卫外不固，脱减冬装更应谨慎。

2.饮食调养

春天可适当吃一些微辛微温的食物，以助阳气的生发。明代李时珍在《本草纲目》中认为，春天可以适量食用"五辛菜"，即葱、蒜、韭菜、青蒿、芥菜。同时可以吃应季的食物，如春笋、香椿、野菜等。春卷、香椿炒鸡蛋、韭菜盒子等都是充满智慧的春季食物。但是注意不能过量，更不宜食用大温大热的食物，因辛温食物有发散的作用，久服反而耗散阳气、助长邪气、引动宿疾。

春季肝气生发，肝五行对应"木"，但木旺则易克伐脾土，故孙思邈《备急千金要方》中指出："春日宜省酸增甘，以养脾气"，即是求土木制化相宜。因此，春季饮食宜减少酸味、增加甘味，以养脾之气，防肝木太旺伤及脾土。甘味并不单指甜味的食物，还包括味道较淡的食物，例如五谷，就是甘淡平和，没有太多偏性，是补益脾土较佳的食物。此外，玉米、南瓜、蜂蜜等都有益气健脾的功效，不过现代人工的糖精、奶茶等虽然口味上属于甘甜，但并无健脾之功，多吃还有损健康，应加以鉴别。

3.运动调养

春天，万物复苏，一派生机，人体阳气也需随之相应而生发。因此，宜早起锻炼，动气活血，以助发阳气，即"春夏养阳"之理。运动应以缓和、微似汗出为宜，不提倡过度运动或大汗淋漓。因汗血同源，汗出过多不仅会耗气，还会伤及津液和心血。

此外，春游、踏青等活动也是大自然的特别馈赠。脚踏泥土、呼吸芬芳，不仅能舒展筋骨、升发阳气，还可开阔胸襟，陶冶情操。对于年龄较大、行动不便的老年人，游玩方式不必刻意远行或是跋山涉水，品茶下棋、赏花闻香、闲庭信步等，亦不失情趣。

4.情志调养

《素问·四气调神大论》云："春三月，此谓发陈，天地俱生，万物以荣……以使志生，生而勿杀，予而勿夺，赏而勿罚，此春气之应，养生之道也。"春天应顺应自然的生发之气，要使自己的情志舒展条达，不要批评他人或者否定自己。面对负面消极的情绪，可以通过锻炼、外出踏青、与他人聊天等方式排解。

二、夏季养生

夏三月，始于立夏，止于大暑后，经立夏、小满、芒种、夏至、小暑、大暑六个节气。夏季是一年里阳气最盛的季节，气候炎热，植物茂盛，万物繁华秀丽。正如《素问·四气调神大论》所云："夏三月，此谓蕃秀，天地气交，万物华实。"夏季属火，为太阳，主生长壮大；五脏应于心，心主神明。故夏季应顺应生长的趋势，心身活跃，宣畅气机，使气血流通，同时注意调养心神。

1.起居调养

《素问·四气调神大论》曰："夏三月……夜卧早起，无厌于日。"即言，夏季可稍晚入睡，天明即起。多户外活动、多晒太阳，使一身阳气向外舒展，借天地阳气的盛大来养护自身阳气。即《素问·四气调神大论》所云："使华英成秀，使气得泄，若所爱在外。"但在户外活动过程中应当注意回避暑热，预防中暑。若有头晕、乏力、口渴等不适，应立即避开烈日，移至荫凉之处，解开衣扣，以散热、缓解不适。可用人丹、风油精、清凉油等祛暑药品涂抹太阳穴。若因贪凉，久吹空调导致的胸闷、恶心、乏力等症，可服用藿香正气水等祛湿之品。

夏季与心相应，午时即十一点至一点正是心经巡行时间，此时若适当午休，可有助于阴阳的顺利交接，使阴阳调和。故《灵枢·大惑论》有"阳气尽则卧，阴气尽则寤"之说。睡午觉能够舒缓情绪，放松身心，夏季午休时间可稍长，半小时到一小时左右最佳。

2.饮食调养

现代冰箱、冰柜的应用，使冰冻之物唾手可得，殊不知夏季虽酷暑炎热，但人体阳气调度于外，内则相对虚寒，饮食反宜温不宜寒，寒凉之物多食，则克伐阳气，这也是现代人们普遍阳气不足的一大原因。因此夏季饮食上，宜食热餐，少食生冷。正如《遵生八笺·四时调摄笺》中云："夏季心旺肾衰，虽大热，不宜吃冷淘冰雪蜜水、凉粉、冷粥，饱腹受寒，必起霍乱。"此外，夏季气候炎热，食物容易腐败，如不小心误食则容易引起腹痛、腹泻等胃肠道疾病，因此日常饮食上，应格外注意食物的鲜腐。

暑气炎热蒸腾，易耗气伤津，因此宜食用清热解暑、生津止渴的瓜果，如西瓜、乌梅、黄瓜等。瓜果之外，可任选绿豆、荷叶、莲子、百合、薏苡仁等食材与米同煮，自制养生粥。不仅能解暑生津，还能调养脾胃。

3.运动调养

夏季人体阳气达到最大，气血更加旺盛，因此，运动的幅度可较其他三季更大，舒展开阖，以达到抻筋拔骨、畅行气血、旺盛阳气的目的。但仍需适可而止，不能大汗，以免耗伤津液，甚则伤阴中暑。随着全球气候变暖，夏天出现极端高温天气的情况越来越多，气血较虚，不耐寒暑的老年人宜恬静修养，同样可调养身心。或遛鸟信步于林荫花间，或品读经典文学于静亭雅阁，或与友人弈棋，或与同道品茗等，不仅可以活动气血，还可以养心宁神。

4.情志调养

夏季天地之气交会，万物繁荣，是一年中阳气最盛的时节。人的气血因自然界阳热之气的推动而趋向于体表，人的情志亦因之外泄，因此夏季应使机体的情感宣泄、气机舒畅，即《黄帝内经》所云"若所爱在外"，培养乐观外向的性格，利于阳气的宣发。此外夏气通于心，炎炎夏日，若暑热之气避之不及，易扰乱心神，使人烦躁不安、心烦生怒，故调心宁神尤为重要。民间有谚语云："避暑有要法，不在泉石间，宁心无一事，便到清凉山。"遇事应学会调节不良情绪，不生郁怒，正常表达自己的情志。

三、秋季养生

秋三月，起于立秋，止于霜降后，经立秋、处暑、白露、秋分、寒露、霜降六个节气。此时阳气渐消，阴气渐长。《素问·四气调神大论》记载"秋三月，此谓容平，天气以急，地气以明"。秋季属金，主肃杀、收敛；五脏应于肺，肺喜润恶燥。因此，秋季养生应当遵从肃杀的趋势，使阳气收敛、养护阴气；同时也要注意滋阴润燥，以免燥邪为患。《素问·四气调神大论》云："秋三月……使志安宁，以缓秋刑，收敛神气，使秋气平，无外其志，使肺气清，此秋气之应，养收之道也。"即人们一定要注意不断地收敛神气，由振奋转为宁静，由活跃变为平和，以适应秋季收的特征。

1.起居调养

《素问·四气调神大论》曰："秋三月……早卧早起，与鸡俱兴。"秋季宜早入睡，使肺气收敛；宜早起，使肺气舒展。通过合理的起居，以调养神气、减缓秋天的肃杀之气。俗话说"一场秋雨一场寒"，但初秋时节不要过早、过多地增添衣物，宜行"秋冻"养生。秋季之初，人体阳气仍充斥于外，应随天气变化，而逐渐增加衣物，使阳气慢慢收敛于内，从而让人体平和稳定地渐渐适应寒冷。适度的凉爽刺激，有助于锻炼耐寒能力，提高对低温的适应力。但体弱之老年人则不用拘时，应随天气变化及时防寒保暖，以免受凉感冒，甚至引发其他疾疾病。

2.饮食调养

秋天雨水减少，容易生燥。如果燥气太过，则会影响人体津液的输布代谢，造成口鼻干、咽干、皮肤干、干咳、大便干结等问题。因此，秋季饮食调养应多食润燥之物，如梨、银耳、蜂蜜、麻仁等。此外，还可用一些滋阴润燥的中药，如黄精、生地黄、玉竹、沙参等，配合大米煮粥。

秋主收敛，饮食上宜多食酸味，以助敛藏，如西红柿、酸枣仁、醋等。此外，需要注意的是，秋季是许多瓜果的上市季节，但进食应适可而止，因瓜果易酿湿，多食、冷食则易伤脾胃，化生痰湿。

3.运动调养

我国素有秋季登高赏景的习俗，此时秋高气爽，不似夏季般炎热，蛇虫叮咬的烦恼也大大减少，且在我国大部分地区，秋季是四季中最美的季节，故在此时徒步缓行、遍览胜景，不仅锻炼身体，还能陶冶情操。秋时阳气渐收，阴气渐长，因此，锻炼时宜逐渐收藏阳气，减缓幅度。应选动作和缓、平稳的运动，比如太极拳、站桩、散步等，使身体发热、微微汗出即可。

4.情志调养

自古逢秋悲寂寥，秋日之时，草木凋零，万物萧条，极易引发悲伤之情。因此，秋季往往也是情志病多发季节。秋之肃杀之气易在老年人心中引起凄凉、垂暮之感。作为子女应多关心老人，对其加以劝说和陪伴，让他们感受到被亲人需要的温暖。作为老人自身也应主动调节，心中若有不快，可哭可诉，以排遣、抒发抑郁之情。还可以通过体育活动或登高远望等，到大自然中领略"霜叶红于二月花"的秋日美景，拥有"却道天凉好个秋"的心境。

四、冬季养生

冬三月，始于立冬，止于大寒后，经立冬、小雪、大雪、冬至、小寒、大寒六个节气。此时阳气逐渐内收藏于地下，是一年中最寒冷的季节。自然界天寒地冻，草木凋零，万物蛰伏。冬季属水，主润下；五脏应于肾，肾主藏精，主生长、发育与生殖。《素问·四气调神大论》将冬三月描述为"水冰地坼，无扰乎阳"，因此冬季养生应当遵从自然界闭藏的特点，应以节欲养肾、固护阳气为主，以便春天厚积薄发。

1.起居调养

《素问·四气调神大论》曰："冬三月……早卧晚起，必待日光。"意思是冬季宜早睡晚起，最好等到日出以后活动，以免扰动阳气。若睡眠过晚，则易耗损精气，使阳气潜藏不足，春日升发不利。此外日常活动也应避免过劳，不使阳气妄动而受损，乃顺应养"藏"之道。正如《备急千金要方·养性》中云："冬时天地气闭，血气伏藏，人不可作劳汗出，发泄阳气，有损于人也。"

此外冬季气温较低，应避寒就温，注意保暖，正如《素问·四气调神大论》所言："去寒就温，无泄皮肤。"躯体的腰、腿、胸背等处为保暖重点。老年人身体机能退化，阳气不足，更容易受寒而引发各种疾病。尤其既往有呼吸系统疾病的老年人，应格外注意保暖，外出需戴口罩，谨防感冒。此外老年人由于关节功能退化，寒湿痹证多因天气阴冷诱发，轻则局部疼痛，重则影响行走活动，痛苦不堪。在预防上，宜多注意保暖，可艾灸局部穴位，由于老年人皮肤感觉退化，要谨防烫伤的发生。此外冬季也是心脑血管疾病的高发期，故素有心血管疾病的人，需密切观察身体状况，一旦出现心悸、胸闷、胸痛等不适时，应速就医。

2. 饮食调养

冬季天寒地冻，人体阳气内收，脾胃健运，是进补的最佳时机。食物选择上，宜多吃温热之物及血肉有情之品。如羊肉甘温，能温中益气；牛肉甘温，能温肾壮阳；板栗咸温，能补中益气、温肾强腰等。而素体阴虚者，宜进食养阴滋液之品，如阿胶、鳖肉、银耳等。此外，冬季不可一味补，过食补益食物容易滋腻不消化，可搭配食用白萝卜，或饭后饮一杯红茶、山楂陈皮水等，帮助食物更好地消化和吸收。

肾与冬相通应，因此饮食上可适当补益肾气。《素问·阴阳应象大论》云："在脏为肾，在色为黑。"因此，色黑的食物能补肾，诸如黑芝麻、黑豆、黑米等都能补益肾气。如易腰酸乏力者，可用黑豆煮粥，补益肾气；若头发变白，可用黑米、黑豆、核桃仁、制首乌等煮粥，补益精血，乌须亮发等。

3.运动调养

入冬之后，阳气内藏，锻炼应适度，不宜大汗淋漓。冬季锻炼的目的是使气血流通，强固卫气，帮助运化。若盲目、过度锻炼，反而易损耗阳气，使之潜藏不足。冬季寒冷，关节肌肉等比较僵硬，因此运动前应做好充分的热身，以防骨折或者肌肉拉伤。若遇大风大雪等极端天气，不应固执外出锻炼，可以用室内运动代替户外运动，如可在室内练拳、做操、打乒乓球等。但需要注意，锻炼场所要保持换气通畅。

4.情志调养

《素问·四气调神大论》云："冬三月……使志若伏若匿，若有私意，若已有得。"意思是冬季要把欲望、志向都藏在心里，保持安定、伏匿与满足的情绪，使精神宁静。因欲望过度易催动相火，相火妄动，不仅不利于冬之收藏，还易暗耗真阴，久而久之，易出现阴虚之症。冬季精神调养除做到"神藏"外，还要防止冬季忧郁症的发生。阳光照射逐渐减少，人外出和社交活动减少，导致情绪和精神状态下降。尤其对于独居的老年人，容易将岁暮天寒，万物凋零的悲凉景象投射到自己身上。此时可以多晒太阳，使阳气通达，温煦全身。还可以让老人多与稚孙相处，享受天伦之乐，忘却悲伤烦恼。

第 三 章

因地养生

一方水土养一方人，不同地区，由于气候、地貌、风俗习惯等差异，使各个地区的人群在体质、易发病上也不尽相同。因地养生，就是充分利用有利于个体健康的外部条件，避开不利的各种因素，趋利避害，以达到调养身心的目的。在《素问·异法方宜论》中，将我国地理分为东、南、西、北及中央五个方位，东方是"天地之所始生也，鱼盐之地，海滨傍水"；西方是"金玉之域，沙石之处，天地之所收引也，其民陵居而多风，水土刚强"；南方是"天地所长养，阳之所盛处也，其地下，水土弱，雾露之所聚也"；北方乃"天地所闭藏之域也，其地高陵居，风寒冰冽"；中央则"其地平以湿，天地所以生万物也众"。参考此分类，结合我国现状，将我国地域分为东南海滨海岛、西南盆地高原、西北高原山地、东北平原丘陵、中部平原地区五部分。现将其地理人文特点及养生要点阐述如下。

第一节　东南地区

我国东南部，即从辽东半岛以南到广西一线的沿海地域。由于海洋的调节作用，气温变化较小，气候比内陆温和。地势开阔且海拔较低，日照充足，紫外线不强，使阳光温暖而不易伤害皮肤。且东南沿海地区雨量丰沛，空气湿润不干燥。自然景观以美丽的海洋景观为主，碧海蓝天，空气清新，置身其中很容易让人产生"面朝大海，春暖花开"的幸福感。

不过受太平洋西部热带气旋的影响，沿海地区常常会发生台风。台风经过时常伴随着大风和暴雨天气，造成打翻船舶、毁坏房屋等破坏。居住在沿海地区的居民日常应注意关注当地气候预警，避免在灾害性天气出海，提前做好抗灾准备。

难以遏制的核污水排海问题，会导致海洋生态受到巨大破坏，而且暴露于核污水中的放射性物质不仅可能污染水源，影响水质，还会对人体健康产生直接影响。海洋污染的处理，是需要全人类共同面对的课题。

东南沿海地区的居民饮食非常讲究，善于利用食疗养生。老火靓汤之鸡、鱼、鸭、花胶、海产品等，可根据季节、气候及个人身体情况进行选择。由于气候炎热，广东人还有爱喝凉茶的习惯，天然中草药经过特殊的煎熬方法，具有清热解毒、生津止渴的功效。但是过量饮用苦寒之品，再加上当地气候湿度较大，因此广东人容易出现脾虚湿盛的特点，平素养生应多注意顾护脾胃。

第二节　西北地区

我国西北地区大致包括新疆、西藏、青海、宁夏、甘肃、陕西等部分地区，以高原和盆地为主。如青藏高原、黄土高原、塔里木盆地、准噶尔盆地等。由于距离海洋遥远，加上有青藏高原和帕米尔高原等阻挡南北的湿润气流，导致降雨很少，干旱和干燥成为西北地区的主要特点。我国地势西高东低，随着海拔升高，空气逐渐稀薄，大气层对太阳光的吸收减弱，紫外线强度增加，热辐射的吸收和散失更快。此外海拔每升高 1 000 米，氧分压平均下降 0.17 kPa，气温平均下降 6.2℃。故西北部高原地区环境缺氧、紫外线强、气温较低、温差较大。正是因为高海拔，西藏成为最接近苍穹的地方。广袤厚重的土地上，孕育了纯净的风景，神秘的文化，成为地球的"第三极"，是许多人既向往又畏惧的地方。

由于空气中氧含量随海拔高度增加而减少，到达一定程度后空气中的氧含量常不能满足人体生理需要而导致低氧血症，称为高原反应。故进入高原时要有正确认识，海拔高度循序渐进，刚进入的前几天不要过度激动及过量运动，防寒保暖，谨防感冒。即使已经去过高原未发生高原反应的人群，再次进入也不代表一定不会发生高原反应，因此不能掉以轻心。

由于西北地区降水量少，植被覆盖率不高，在强风天气下极易产生沙尘暴灾害。长期吸入烟尘、粉尘等物质，不仅会引起肺部感染还会引起肺组织慢性纤维化，影响健康。在沙尘天气时，应关闭门窗，减少外出，或佩戴防尘口罩出门。

由于气候寒冷及种养殖习惯，西北地区饮食特点以主食和肉类为主，蔬菜水果相对较少，阴液不足，易成燥证；且西北民风剽悍，食量较大，容易积食，滋生痰浊。因此防燥和化积是养生过程中应重点关注的地方。

第三节　东北地区

我国东北地区是指包括黑龙江、吉林、辽宁、内蒙古东北部的大兴安岭地区。以平原和丘陵为主，有丰富的地下资源，土质肥沃，物产丰富。由于气温不高，虽降水量不多，但蒸发量也较少，所以相对湿度仍较高。

东北地区是我国纬度最高的地方，故夏天温度不炎热，最高为

30℃左右，且森林众多，是绝佳的避暑胜地。且地下资源丰富，例如有众多的温泉疗养地，且温泉中富含多种矿物质，可疏通气血，散寒止痛，尤其对防治关节炎、皮肤病等效果较好。

由于纬度较高，故冬天气温极低，常常在零下二三十度。在冬季应随时关注天气预报，谨防寒潮的到来。做好保暖，谨防冻伤；外出注意防滑；年老体弱或有心血管疾病、哮喘病等对气温变化敏感人群尽量减少外出。

在寒冷的冬季，新鲜蔬菜难以生长和保存，因此有了窖藏蔬菜和腌酸菜这些极具特色的东北美食。经过轻微发酵的酸菜，味道咸酸，口感脆嫩，具有醒脾开胃、增进食欲的功能。此外东北山区的生态资源也很丰富，如人参、鹿茸、各种菌类、野菜等，口感美味，营养丰富。但要注意对山区资源的适度开采，避免破坏生态。

第四节　中部地区

我国中部地区有北京、山西、河南、安徽、江西，湖北和湖南大部以及河北、山东、江苏、浙江、福建等沿海城市的内陆地区。以平原为主，地势平坦，土层肥厚。中原地区作为中华文明的发源地，历史悠久，文化底蕴丰厚，在这片沃野千里的土地上，孕育出了无数杰出人才，发生了无数经典事件，为中华文明的发展做出了巨大贡献，是许多人心中的精神家园。除了众多的古建遗址，中部地区的湖滨城市气候宜人，风景秀丽，极其适合休养生息。

中部平原地区多属于温带大陆性季风气候，冬冷夏热，四季分明，最符合中医所述之"春生、夏长、秋收、冬藏"。夏季降水量丰沛，且地上水位较高，水域发达，虽生活便利但也极易发生洪涝灾害。

由于交通便利，人口集中，因此为传染病的流行创造了条件。此外由于人类活动较多，所以大气污染、水污染等情况严重，大大增加了罹患呼吸系统、消化系统疾病的风险。经济发展为生活带来便利的同时，加快了人们的日常节奏，人与人之间的深度交流较少，生活、工作压力较大，易产生孤独和失落感，心理健康问题较多。

中部地区范围较广，饮食各具特色。靠北的地方例如山西、山东、河南以面食为主，靠南的地方则以米饭为主。总体来说饮食结构丰富，营养均衡。由于中部地区历史悠久，家庭观念浓厚，思想较为传统，文化习俗多样。对于传统习俗我们应该取其精华，去其糟粕，让传统文化在沉淀中得到继承和发展。

第五节　西南地区

我国西南地区主要包括云南、贵州、四川、重庆、广西西北部以及陕西南部等，既有四川盆地又有云贵高原，还包含广西丘陵，地势复杂，交通不便。

四川盆地由青藏高原、大巴山、巫山、大娄山、云贵高原环绕而成，是我国纬度最南、海拔最低的盆地。因此全年气温较高，冬季霜雪少见，夏季最高温往往超过40℃。年降水量充沛，湿度较大，多云雾，一年四季难得有清爽天气，对于喜阳光的人群不大友好。

云贵高原总体地势西北高东南低，海拔高度从西北部的3 000~4 000米，逐渐下降到东南部的1 000~1 200米。云贵地区由于低纬度、高海拔，又受季风气候制约的综合影响，四季气温变化较小，例如昆明素有"春城"之称。云南境内冬春来自北方的冷空气大多被乌蒙山系阻挡，形成云贵准静止锋，故冬春降雨少，较为干旱；夏季主要受西南季风影响，降水丰富，故一年中干湿两季分明。贵州海拔较云南低，被乌蒙山系阻挡的冷空气多聚集在贵州境内形成降雨，因此贵州阴雨天特别多，从省会"贵阳"二字，我们便能体会。

复杂多样的地貌造就了西南地区得天独厚的环境资源，既有雄伟的高山，又有平缓的江河；既有圣洁的雪山，又有葱郁的丛林。且由于交通不便，工业污染较少，很多地方生态环境趋于原始，远离喧嚣，空气清新，置身其中令人心旷神怡，是疗养安神的绝佳圣地。

由于西南地区处在喜马拉雅地震带上，地震活动频繁，且地形复杂，一旦发生灾难，搜救难度非常大。因此应当开展防灾减灾教育，提高防灾意识和应对能力，加强地震预警的建设，提高预警速度和准确率，加强建筑结构的抗震能力，确保建筑物在地震中能够保持稳定。崩塌、滑坡、泥石流灾害在我国分布较广，其中又以西南、西北地区最为严重。每年融雪季、雨季等灾害频发时期，应当特别注意监测和预警。滑坡发生时，要向垂直于滑坡的方向逃离，如无法逃离，应迅速抱住身边的树木等固定物体，等待救援。

西南地区饮食结构丰富，但是口味偏重，重油重盐，且多食用辣椒、花椒等刺激性食物。这与当地阴雨多、湿气重有关，辛味能散能行，具有行气化湿、散寒开胃的作用。但是过量食用重口味食物，不仅会增加胃肠道负担，还会增加心脑血管疾病的发病几率，对身体健康极为不利。

其实地域没有绝对的好坏，选择适合自己的最重要。例如有关节炎或者不能受寒冷刺激的人群最好远离降水充沛、湿度较大的地区，选择温度较高，四季温差较小的地方；有鼻炎或者对紫外线过敏的人群可以远离干燥、光照充足的地区，选择湿度合适的地方。另外地域不仅包含了地理因素，还有社会、政治、经济、文化等一系列精神层面的影响，有时候心理上的舒适比身体上的适应更重要。

经典篇

《黄帝内经》作为中国传统医学的瑰宝，不仅是中国最早的医学典籍，更是养生之道的集大成者。这部经典著作，以其深邃的智慧和独特的理论体系，为后世留下了宝贵的养生经验和健康理念。《黄帝内经》中关于养生的经典篇章对老年养生具有重要的指导意义。其中，《上古天真论》强调了养生治病首先要"尊道"，即遵循自然规律。上古之人之所以能够活到百岁且动作不衰，是因为他们能够顺应自然，法于阴阳，和于术数，饮食有节，起居有常，不妄作劳。现代人则因为违背了这些原则，导致寿命缩短。《四气调神大论》详细讨论了四季养生的方法。春天应夜卧早起，夏天应晚睡早起，秋天应早睡早起，冬天应早睡晚起。每个季节的养生方法都应根据季节的变化来调整，以达到"天人合一"的境界。《宝命全形论》强调了人类的生命源于天地日月，人体要靠天地之气提供的物质条件而获得生存，同时还要适应四时阴阳的变化规律，才能发育成长，揭示了人与自然的紧密联系，以及顺应自然规律在养生中的重要性。《生气通天论》强调了饮食的重要性，主张饮食应当多样化，五味调和，避免偏食。饮食应清淡，避免过食肥甘厚味，以免引起内热和疾病。这四篇都是《黄帝内经》中关于养生的经典篇章，它们从不同角度阐述了养生的原则和方法，为我们提供了全面的养生指导。通过深入研读这些篇章，我们可以更好地理解养生的真谛，并将其应用于日常生活中，以维护身体健康和延长寿命。

一、《黄帝内经·素问·上古天真论》

原文：上古之人，其知道者，法于阴阳，和于术数，食饮有节，起居有常，不妄作劳，故能形与神俱，而尽终其天年，度百岁乃去。今时之人不然也，以酒为浆，以妄为常，醉以入房，以欲竭其精，以耗散其真，不知持满，不时御神，务快其心，逆于生乐，起居无节，故半百而衰也。

译文：上古时代的人，那些懂得养生之道的，能够取法于天地阴阳自然变化之理而加以适应，调和养生的办法，使之达到正确的标准。饮食有所节制，作息有一定规律，既不妄事操劳，又避免过度的房事，所以能够形神俱旺，协调统一，活到天赋的自然年龄，超过百岁才离开人世；现在的人就不是这样了，把酒当水浆，滥饮无度，使反常的生活成为习惯，醉酒行房，因恣情纵欲，而使阴精竭绝，因满足嗜好而使真气耗散，不知谨慎地保持精气的充满，不善于统驭精神，而专求心志的一时之快，违逆人生乐趣，起居作息，毫无规律，所以到半百之年就衰老了。

原文：夫上古圣人之教下也，皆谓之虚邪贼风，避之有时，恬淡虚无，真气从之，精神内守，病安从来。是以志闲而少欲，心安而不惧，形劳而不倦，气从以顺，各从其欲，皆得所愿。故美其食，任其服，乐其俗，高下不相慕，其民故曰朴。是以嗜欲不能劳其目，淫邪不能惑其心，愚智贤不肖不惧于物，故合于道。所以能年皆度百岁，而动作不衰者，以其德全不危也。

译文：古代深懂养生之道的人在教导普通人的时候，总要讲到对虚邪贼风等致病因素，应及时避开，心情要清净安闲，排除杂念妄想，以使真气顺畅，精神守持于内，这样，疾病就无从发生。因此，人们就可以心志安闲，少有欲望，情绪安定而没有焦虑，形体劳作而不使疲倦，真气因而调顺，各人都能随其所欲而满足自己的愿望。人们无论吃什么食物都觉得甘美，随便穿什么衣服也都感到满意，大家喜爱自己的风俗习尚，愉快地生活，社会地位无论高低，都不相倾慕，所以这些人称得上朴实无华。因而任何不正当的嗜欲都不会引起他们注目，任何淫乱邪僻的事物也都不能惑乱他们的心志。无论愚笨的，聪明的，能力大的还是能力小的，都不因外界事物的变化而动心焦虑，所以符合养生之道。他们之所以能够年龄超过百岁而动作不显得衰老，正是由于领会和掌握了修身养性的方法而身体不被内外邪气干扰危害所致。

原文：女子七岁，肾气盛，齿更发长；二七而天癸至，任脉通，太冲脉盛，月事以时下，故有子；三七，肾气平均，故真牙生而长极；四七，筋骨坚，发长极，身体盛壮；五七，阳明脉衰，面始焦，发始堕；六七，三阳脉衰于上，面皆焦，发始白；七七，任脉虚，太冲脉衰少，天癸竭，地道不通，故形坏而无子也。

译文：女子到了七岁，肾气旺盛了起来，牙齿更换，头发开始茂盛。十四岁时，天癸产生，任脉通畅，太冲脉旺盛，月经按时来潮，具备了生育子女的能力。二十一岁时，肾气充满，真牙生出，牙齿就长全了。二十八岁时，筋骨强健有力，头发的生长达到最茂盛的阶段，此时身体最为强壮。三十五岁时，阳明经脉气血渐衰弱，面部开始憔悴，头发也开始脱落。四十二岁时，三阳经脉气血衰弱，面部憔悴无华，头发开始变白。四十九岁时，任脉气血虚弱，太冲脉的气血也衰少了，天癸枯竭，月经断绝，所以形体衰老，失去了生育能力。

原文：丈夫八岁，肾气实，发长齿更；二八，肾气盛，天癸至，精气溢泻，阴阳和，故能有子；三八，肾气平均，筋骨劲强，故真牙生而长极；四八，筋骨隆盛，肌肉满壮；五八，肾气衰，发堕齿槁；六八，阳气衰竭于上，面焦，发鬓颁白；七八，肝气衰，筋不能动；八八，天癸竭，精少，肾脏衰，形体皆极，则齿发去。肾者主水，受五脏六府之精而藏之，故五脏盛，乃能泻。今五脏皆衰，筋骨解堕，天癸尽矣。故发鬓白，身体重，行步不正，而无子耳。

译文：男子到了八岁，肾气充实起来，头发开始茂盛，牙齿也更换了。十六岁时，肾气旺盛，天癸产生，精气满溢而能外泻，两性交合，就能生育子女。二十四岁时，肾气充满，筋骨强健有力，真牙生长，牙齿长全。三十二岁时，筋骨丰隆盛实，肌肉亦丰满健壮。四十岁时，肾气衰退，头发开始脱落，牙齿开始枯槁。四十八岁时，上部阳气逐渐衰竭，面部憔悴无华，头发和两鬓花白。五十六岁时，肝气衰弱，筋的活动不能灵活自如。六十四岁时，天癸枯竭，精气少，肾脏衰，牙齿头发脱落，形体衰疲。肾主水，接受其他各脏腑的精气而加以贮藏，所以五脏功能都已衰退，筋骨懈惰无力，天癸以竭。所以发鬓都变白，身体沉重，步伐不稳，也不能生育子女了。

二、《黄帝内经·素问·四气调神大论》

原文：春三月，此谓发陈，天地俱生，万物以荣，夜卧早起，广步于庭，被发缓形，以使志生，生而勿杀，予而勿夺，赏而勿罚，此春气之应，养生之道也。逆之则伤肝，夏为寒变，奉长者少。

译文：春季的三个月谓之发陈，是推陈出新生命萌发的时令。天地自然，都富有生气，万物显得欣欣向荣。此时，人们应该入夜即睡眠，早些起身，披散开头发，解开衣带，使形体舒缓，放宽步子，在庭院中漫步，使精神愉快，胸怀开畅，保持万物的生机。不要滥行杀伐，多施与，少敛夺，多奖励，少惩罚，这是适应春季的时令，保养生发之气的方法。如果违逆了春生之气，便会损伤肝脏，使提供给夏长之气的条件不足，到夏季就会发生寒性病变。

原文：夏三月，此谓蕃秀，天地气交，万物华实，夜卧早起，无厌于日，使志无怒，使华英成秀，使气得泄，若所爱在外，此夏气之应，养长之道也。逆之则伤心，秋为痎疟，奉收者少，冬至重病。

译文：夏季的三个月，谓之蕃秀，是自然界万物繁茂秀美的时令。此时，天气下降，地气上腾，天地之气相交，植物开花结果，长势旺盛，人们应该在夜晚睡眠，早早起身，不要厌恶长日，情志应保持愉快，切勿发怒，要使精神之英华适应夏气以成其秀美，使气机宣畅，通泄自如，精神外向，对外界事物有浓厚的兴趣。这时忌讳损伤心脏，使提供给秋收之起的条件不足，到秋天容易发生疟疾，冬天再次发生疾病。

原文：秋三月，此谓容平，天气以急，地气以明，早卧早起，与鸡俱兴，使志安宁，以缓秋刑，收敛神气，使秋气平，无外其志，使肺气清，此秋气之应，养收之道也。逆之则伤肺，冬为飧泄，奉藏者少。

译文：秋季的三个月，谓之容平，自然界景象因万物成熟而平定收敛。此时，天高风急，地气清肃，人应早睡早起，和鸡的活动时间相仿，以保持神志的安宁，减缓秋季肃杀之气对人体的影响；收敛神气，以适应秋季容平的特征，不使神思外驰，以保持肺气的清肃功能，这就是适应秋令的特点而保养人体收敛之气的方法。若违逆了秋收之气，就会伤及肺脏，使提供给闭藏之气的条件不足，冬天就要发生飧泄。

原文：冬三月，此谓闭藏，水冰地坼，无扰乎阳，早卧晚起，必待日光，使志若伏若匿，若有私意，若已有得，去寒就温，无泄皮肤，使气亟夺，此冬气之应，养藏之道也。逆之则伤肾，春为痿厥，奉生者少。

译文：冬天的三个月，谓之闭藏，是生机潜伏、万物蛰藏的时令。当此时节，水寒成冰，大地龟裂，人应该早睡晚起，待到日光照耀时起床才好，不要轻易地扰动阳气，妄事操劳，要使神志深藏于内，安静自若，好像有个人的隐秘，严守而不外泄，又像得到渴望得到的东西，把他密藏起来一样；要躲避寒冷，求取温暖，不要使皮肤开泄而令阳气不断地损失，这是适应冬季的气候而保养人体闭藏机能的方法。违逆了冬令的闭藏之气，就要损伤肾脏，使提供给春生之气的条件不足，春天就会发生痿厥之疾。

三、《黄帝内经·素问·宝命全形论》

原文：人生有形，不离阴阳，天地合气，别为九野，分为四时，月有小大，日有短长，万物并至，不可胜量。

译文：人生而有形体，离不开阴阳的变化，天地二气相合，从经纬上来讲，可以分为九野，从气候上来讲，可以分为四时，月行有小大，日行有短长，这都是阴阳消长变化的体现。天地间万物的生长变化不可胜数。

原文：木得金而伐，火得水而灭，土得木而达，金得火而缺，水得土而绝，万物尽然，不可胜竭。故针有悬布天下者五，黔首共余食，莫知之也。一曰治神，二曰知养身，三曰知毒药为真，四曰制砭石小大，五曰知腑脏血气之诊。五法俱立，各有所先。今末世之刺也，虚者实之，满者泄之，此皆众工所共知也。若夫法天则地，随应而动，和之者若响，随之者若影，道无鬼神，独来独往。

译文：木遇到金，就能折伐；火受到水，就能熄灭；土遇到木，就能疏松；金遇到火，就能熔化；水遇到土，就能遏止。这种变化，万物都是一样，不胜枚举。所以用针刺来治疗疾病，能够嘉惠天下人民的，有五大关键，但人们都弃之不顾，不懂得这些道理。所谓五大关键：一是要精神专一，二是要了解养身之道，三是要熟悉药物真正的性能，四要注意制取砭石的大小，五是要懂得脏腑血气的诊断方法。能够懂得这五项要道，就可以掌握缓急先后。近世运用针刺，一般用补法治虚，泻法治满，这是大家都知道的。若能按照天地阴阳的道理，随机应变，那么疗效就能更好，如响之应，如影随形，医学的道理并没有什么神秘，只要懂得这些道理，就能运用自如了。

四、《黄帝内经·素问·生气通天论》

原文：夫自古通天者，生之本，本于阴阳。天地之间，六合之内，其气九州、九窍、五脏、十二节，皆通乎天气。其生五，其气三，数犯此者，则邪气伤人，此寿命之本也。

苍天之气，清静则志意治，顺之则阳气固，虽有贼邪，弗能害也，此因时之序。故圣人传精神，服天气，而通神明。失之则内闭九窍，外壅肌肉，卫气散解，此谓自伤，气之削也。

译文：自古以来，都以通于天气为生命的根本，而这个根本不外天之阴阳。天地之间，六合之内，大如九州之域，小如人的九窍、五脏、十二节，都与天气相通。天气衍生五行，阴阳之气又依盛衰消长而各分为三。如果经常违背阴阳五行的变化规律，那么邪气就会伤害人体。因此，适应这个规律是寿命得以延续的根本。

苍天之气清净，人的精神就相应地调畅平和，顺应天气的变化，就会阳气充实，虽有贼风邪气，也不能加害于人，这是适应时序阴阳变化的结果。所以圣人能够专心致志，顺应天气，而通达阴阳变化之理。如果违逆了适应天气的原则，就会内使九窍不通，外使肌肉壅塞，卫气涣散不固，这是由于人们不能适应自然变化所致，称为自伤，阳气会因此而受到削弱。

原文：阳气者，若天与日，失其所，则折寿而不彰。故天运当以日光明。是故阳因而上，卫外者也。

因于寒，欲如运枢，起居如惊，神气乃浮。因于暑，汗，烦则喘喝，静则多言，体若燔炭，汗出而散。因于湿，首如裹，湿热不攘，大筋软短，小筋弛长。软短为拘，弛长为痿。因于气，为肿，四维相代，阳气乃竭。

阳气者，烦劳则张，精绝，辟积于夏，使人煎厥；目盲不可以视，耳闭不可以听，溃溃乎若坏都，汩汩乎不可止。

阳气者，大怒则形气绝，而血菀于上，使人薄厥。有伤于筋，纵，其若不容。汗出偏沮，使人偏枯。汗出见湿，乃生痤痱。高粱之变，足生大丁，受如持虚。劳汗当风，寒薄为皶，郁乃痤。

阳气者，精则养神，柔则养筋。开阖不得，寒气从之，乃生大偻。陷脉为瘘，留连肉腠，俞气化薄，传为善畏，及为惊骇。营气不从，逆于肉理，乃生痈肿。魄汗未尽，形弱而气烁，穴俞以闭，发为风疟。

译文：人身的阳气，就像天上的太阳一样重要，假若阳气失却了正常的位次而不能发挥其重要作用，人就会减损寿命或夭折，生命机能亦暗弱不足。所以天体的正常运行，是因太阳光的普照而显现出来，而人的阳气也应在上在外，并起到保护身体，抵御外邪的作用。如果寒邪伤人，阳气应如门轴在门臼中运转一样活动于体内。若起居猝急，扰动阳气，则易使神气外越。如果暑邪伤人，则汗多烦躁，喝喝而喘，安静时多言多语。若身体发高热，则像炭火烧灼一样，一经出汗，热邪就能散去。如果湿邪伤人，头部像有物蒙裹一样沉重。若湿热相兼而不得排除，则伤害大小诸筋，而出现短缩或弛纵，短缩的造成拘挛，弛纵的造成痿弱。如果风邪伤人，可致浮肿。以上四种邪气维系缠绵不离，相互更替伤人，就会使阳气耗竭。在人体烦劳过度时，阳气就会亢盛而外张，使阴精逐渐耗竭。如此多次重复，阳愈盛而阴愈亏，到夏季暑热之时，便易使人发生煎厥，发作的时候眼睛昏蒙看不见东西，耳朵闭塞听不到声音，昏乱之势就像都城崩毁、急流奔泻一样不可收拾。人的阳气，在大怒时就会上逆，血随气升而淤积于上，与身体其他部位阻隔不通，使人发生薄厥。若伤及诸筋，使筋弛纵不收，而不能随意运动。经常半身出汗，可以演变为半身不遂。出汗的时候，遇到湿邪阻遏就容易发生小的疮疖和痱子。经常吃肥肉精米美味，足以导致发生疔疮，很容易患病，就像已空的容器接受东西一样。在劳动汗出时遇到风寒之邪，迫聚于皮腠形成粉刺，郁积化热而成疮疖。人的阳气，既能养神而使精神慧爽，又能养筋而使诸筋柔韧。汗孔的开闭调节失常，寒气就会随之侵入，损伤阳气，以致筋失所养，造成身体俯曲不伸。寒气深陷脉中，留连肉腠之间，气血不通而淤积，久而成为疮瘘。从腧穴侵入的寒气内传而迫及五脏，损伤神志，就会出现恐惧和惊骇的征象。由于寒气的稽留，营气不能顺利地运行，阻逆于肌肉之间，就会发生痈肿。汗出未止的时候，形体与阳气都受到一定的削弱，若风寒内侵，腧穴闭阻，就会发生风疟。

原文：故风者，百病之始也，清静则肉腠闭拒，虽有大风苛毒，弗之能害，此因时之序也。故病久则传化，上下不并，良医弗为。故阳蓄积病死，而阳气当隔。隔者当泻，不亟正治，粗乃败之。

译文：风是引起各种疾病的起始原因，而只要人体保持精神的安定和劳逸适度等养生的原则，那么，肌肉腠理就会密闭而有抗拒外邪的能力，虽有大风苛毒的浸染，也不能伤害，这正是循着时序的变化规律保养生气的结果。病久不愈，邪留体内，则会内传并进一步演变，到了上下不通、阴阳阻隔的时候，虽有良医，也无能为力了。所以阳气蓄积，淤阻不通时，也会致死。对于这种阳气蓄积，阻隔不通者，应采用通泻的方法治疗，如不迅速正确施治，而被粗疏的医生所误，就会导致死亡。

原文：故阳气者，一日而主外。平旦人气生，日中而阳气隆，日西而阳气已虚，气门乃闭。是故暮而收拒，无扰筋骨，无见雾露，反此三时，形乃困薄。

译文：人身的阳气，白天主司体表。清晨的时候，阳气开始活跃，并趋向于外；中午时，阳气达到最旺盛的阶段；太阳偏西时，体表的阳气逐渐虚少，汗孔也开始闭合。所以到了晚上，阳气收敛，拒守于内，这时不要扰动筋骨，也不要接近雾露。如果违反了一天之内这三个时间的阳气活动规律，形体被邪气侵扰则困乏而衰薄。

原文：阴者，藏精而起亟也，阳者，卫外而为固也。阴不胜其阳，则脉流薄疾，并乃狂。阳不胜其阴，则五脏气争，九窍不通。是以圣人陈阴阳，筋脉和同，骨髓坚固，气血皆从。如是则内外调和，邪不能害，耳目聪明，气立如故。

风客淫气，精乃亡，邪伤肝也。因而饱食，筋脉横解，肠澼为痔。因而大饮，则气逆。因而强力，肾气乃伤，高骨乃坏。

凡阴阳之要，阳密乃固，两者不和，若春无秋，若冬无夏。因而和之，是谓圣度。故阳强不能密，阴气乃绝。阴平阳秘，精神乃治；阴阳离决，精气乃绝。

因于露风，乃生寒热。是以春伤于风，邪气留连，乃为洞泄。

夏伤于暑，秋为痎疟。秋伤于湿，上逆而咳，发为痿厥。冬伤于寒，春必温病。四时之气，更伤五脏。

译文：阴是藏精于内不断地扶持阳气的，阳是卫护于外使体表固密的。如果阴不胜阳，阳气亢盛，就使血脉流动迫促，若再受热邪，阳气更盛就会发为狂证。如果阳不胜阴，阴气亢盛，就会使五脏之气不调，以致九窍不通。所以圣人使阴阳平衡，无所偏胜，从而达到筋脉调和，骨髓坚固，血气畅顺。这样，则会内外调和，邪气不能侵害，耳目聪明，气机正常运行。

风邪侵犯人体，伤及阳气，并逐步侵入内脏，阴精也就日渐消亡，这是由于邪气伤肝所致。若饮食过饱，阻碍升降之机，会发生筋脉弛纵、肠澼及痔疮等病证。若饮酒过量，会造成气机上逆。若过度用力，会损伤肾气，腰部脊骨也会受到损伤。

大凡阴阳的关键，以阳气的致密最为重要。阳气致密，阴气就能固守于内。阴阳二者不协调，就像一年之中，只有春天而没有秋天，只有冬天而没有夏天一样。因此，阴阳的协调配合，相互作用，是维持正常生理状态的最高标准。所以阳气亢盛，不能固密，阴气就会竭绝。阴气和平，阳气固密，人的精神才会正常。如果阴阳分离决绝，人的精气就会随之而竭绝。

由于雾露风寒之邪的侵犯，就会发生寒热。春天伤于风邪，留而不去，会发生急骤的泄泻。夏天伤于暑邪，到秋天会发生疟疾。秋天伤于湿邪，邪气上逆，会发生咳嗽，并且可能发展为痿厥。冬天伤于寒气，到来年的春天，就要发生温病。四时的邪气，交替伤害人的五脏。

原文：阴之所生，本在五味，阴之五宫，伤在五味。是故味过于酸，肝气以津，脾气乃绝；味过于咸，大骨气劳，短肌，心气抑；味过于甘，心气喘满，色黑，肾气不衡；味过于苦，脾气不濡，胃气乃厚；味过于辛，筋脉沮驰，精神乃央。是故谨和五味，骨正筋柔，气血以流，腠理以密，如是则骨气以精。谨道如法，长有天命。

译文：阴精的产生，来源于饮食五味。储藏阴精的五脏，也会因五味而受伤。过食酸味，会使肝气淫溢而亢盛，从而导致脾气的衰竭；过食咸味，会使骨骼损伤，肌肉短缩，心气抑郁；过食甜味，会使心气满闷，气逆作喘，颜面发黑，肾气失于平衡；过食苦味，会使脾气过燥而不濡润，从而使胃气滞；过食辛味，会使筋脉败坏，发生弛纵，精神受损。因此谨慎地调和五味，会使骨骼强健，筋脉柔和，气血通畅，腠理致密，这样，骨气就精强有力。所以重视养生之道，并且依照正确的方法加以实行，就会长期保有天赋的生命力。

参考文献

［1］马烈光.中医养生学［M］.北京：中国中医药出版社，2012.

［2］王旭东.中医养生康复学［M］.北京：中国中医药出版社，2004.

［3］郭海英.中医养生康复学［M］.北京：人民卫生出版社，2012.

［4］徐桂华.中医食疗学［M］.北京：人民卫生出版社，2014.

［5］郭瑞华.中医食疗调护［M］.北京：人民卫生出版社，2006.

［6］谢梦洲.中医药膳学［M］.北京：中国中医药出版社，2013.

［7］施奠邦.中医食疗营养学［M］.北京：人民卫生出版社，1988.

［8］何清湖.中医药膳学［M］.北京：中国中医药出版社，2015.

［9］杨世忠.中医膳食食疗学［M］.北京：中医古籍出版社，2015.

［10］倪世美.中医食疗学［M］.北京：中国中医药出版社，2004.

［11］陈岩.中医养生与食疗［M］.北京：人民卫生出版社，2012.

［12］郭海英.中医养生学［M］.北京：中国中医药出版社，2009.

［13］张家锡，王承平，马维骐.中医学基础［M］.上海：上海科学技术文献出版社，2001.

［14］王强虎.中医养生使用手册［M］.北京：人民军医出版社，2008.

［15］胡小毅.传统文化与现代养生［M］.北京：中国物资出版社，2005.

［16］王玉川.中医养生学［M］.上海：上海科学技术出版社，1992.

［17］孟景春.中医养生康复学概论［M］.上海：上海科学技术出版社，1992.

［18］翁维健.中医饮食营养学［M］.上海：上海科学技术出版社，1992.

［19］马烈光，李英华.养生康复学［M］.北京：中国中医药出版社，2005.

［20］吴翠珍.营养与食疗学［M］.北京：中国中医药出版社，2005.

［21］谭兴贵.中医药膳学［M］.北京：中国中医药出版社，2003.

［22］孟景春，王新华.黄帝内经素问诠释［M］.2版.上海：上海科学技术出版社，2009.

［23］刘占文，马烈光.中医养生学［M］.北京：人民卫生出版社，2007.

［24］李任先.中医饮食调补学［M］.广州：广东科技出版社，2002.

［25］郝建新.中国药膳学［M］.2版.北京：科学技术文献出版社，2007.

［26］路新国.中医饮食保健学［M］.北京：中国纺织出版社，2008.

［27］于雅婷，高思华，陈飞松，等.中医临床辨证施膳［M］.北京：人民卫生出版社，2007.

［28］徐桂华.中医临床护理学［M］.北京：人民卫生出版社，2012.

［29］王绪前.中医食疗学［M］.湖北：湖北科学技术出版社，2007.

［30］郭金英.食物药膳学［M］.北京：中国轻工业出版社，2012.

［31］刘维林.中医食疗学［M］.山东：山东科学技术出版社，2009.

［32］马继兴.中医药膳学［M］.北京：人民卫生出版社，2009.

［33］杨永良，张正浩.中医食疗学［M］.北京：中国医药科技出版社，1998.

［34］王琦，靳琦.亚健康中医体质辨识与调理［M］.北京：中国中医药出版社，2012.

［35］高学敏.中药学［M］.北京：中国中医药出版社，2002.

［36］张延模.临床中药学［M］.上海：上海科学技术出版社，2010.

［37］李朝品.临床营养学［M］.北京：人民卫生出版社，2009.

［38］王维群.营养学［M］.北京：高等教育出版社，2005.

［39］于康.临床营养治疗学［M］.北京：中国协和医科大学出版社，2004.

［40］张爱红.临床营养学［M］.上海：同济大学出版社，2013.

［41］张欣悦.我国人口老龄化的现状特点和发展趋势及其对策研究［J］.中国管理信息化，2020，23（5）：195-199.

［42］陈祖琨，左政.家庭实用中医防病治病系列丛书——实用中医饮食治疗［M］.云南科技出版社，2017.